艾滋病预防教育丛书

总主编 / 莫关耀

U0864272

警察职业防护
艾滋病知识手册

蒋凌月　刘　婷　主编

中国人民公安大学出版社
CPPSUP　全国百佳图书出版单位

图书在版编目（CIP）数据

警察职业防护艾滋病知识手册 / 蒋凌月，刘婷主编
. —— 北京 ：中国人民公安大学出版社，2024.12
（艾滋病预防教育丛书）
ISBN 978-7-5653-4516-6

Ⅰ. ①警… Ⅱ. ①蒋… ②刘… Ⅲ. ①获得性免疫缺陷综合征－预防(卫生)－手册 Ⅳ. ①R512.91-62

中国版本图书馆CIP数据核字(2022)第131863号

艾滋病预防教育丛书

警察职业防护艾滋病知识手册

蒋凌月　刘　婷　主编

责任编辑：关　欣
装帧设计：方舟正佳
责任印制：周振东

出版发行：中国人民公安大学出版社
地　　址：北京市西城区木樨地南里
邮政编码：100038
经　　销：新华书店
印　　刷：北京市科星印刷有限责任公司

版　　次：2024年12月第1版
印　　次：2024年12月第1次
印　　张：9.25
开　　本：787毫米 × 1092毫米　1/16
字　　数：161千字

书　　号：ISBN 978-7-5653-4516-6
定　　价：42.00元

网　　址：www.cppsup.com.cn　www.porclub.com.cn
电子邮箱：zbs@cppsup.com　zbs@cppsu.edu.cn

营销中心电话：010－83903991
读者服务部电话（门市）：010－83903257
警官读者俱乐部电话（网购、邮购）：010－83901775

编委会

总序

艾滋病的全称为获得性免疫缺陷综合征（AIDS），是在感染了人类免疫缺陷病毒（Human Immunodeficiency Virus，HIV）之后引起的人体免疫能力不足而导致的不良健康状况疾病。

1981年，世界首例艾滋病患者在美国被发现后，该病在全球迅速蔓延。据联合国艾滋病规划署统计，全球累计感染艾滋病病毒（HIV）的人数约为8840万，因艾滋病（AIDS）导致的死亡人数，累计约为4230万。2023年，约有130万人新感染艾滋病病毒，全球约有63万人死于艾滋病相关疾病。

我国自1989年首次发现146例本土病例以来，截至2023年年底，报告存活艾滋病感染者和艾滋病患者129万例，2023年新增感染者11.05万例、死亡2.21万例，累计报告死亡病例44万例，感染率和死亡率均处全球较低水平。我国艾滋病感染途径已经从血液为主转向性传接触播为主。

习近平总书记指出："做好艾滋病防治工作，关系人民生命健康、关系社会和谐稳定，是党和政府义不容辞的责任。各级党委和政府要坚持以人为本、以民为本，以对人民高度负责的精神，切实把艾滋病防治工作抓紧抓好。""要坚持预防为主、防治结合、依法防治、科学防治，落实'四免一关怀'政策，加强人文关怀，动员社会力量积极参与，消除社会歧视，为感染者和病人提供及时有效的治疗和帮助，让他们感受到社会主义大家庭的温暖。"

2016年，中共中央、国务院印发《"健康中国2030"规划纲要》，提出艾滋病等重大疾病要贯彻预防为主、防治结合、联防联控的防控策略。2019年，健康中国行动推进委员会制定《健康中国行动（2019—2030年）》，进一步明确了将艾滋病疫情控制在低流行水平的目标。

2019年9月，国家卫生健康委等10部门联合印发了《遏制艾滋病传播实施方案（2019—2022年）》。该方案要求重点抓好预防艾滋病宣传教育工程，突出强调增强个人健康责任意识，提升防治宣传技术水平，强化对公共场所、流动人口、老年人、易感染艾滋病危险行为人群的宣传教育，特别是提出学生预防艾滋病教育工程，要求学校开展多种形式的预防艾滋病宣传教育和综合干预活动。2024年，国务院办公厅印发《中国遏制与防治艾滋病规划（2024—2030年）》，进一步推进艾滋病防治工作，维护人民群众身体健康。

目前，我国艾滋病流行形势依然严峻，防治工作中新老问题和难点问题并存，防治任务更加艰巨。社会面尚有一定数量的感染者和病人未被检测发现，性接触传播成为最主要传播途径，男性同性性行为人群感染率持续升高，青年学生感染人数增加较快，卖淫嫖娼等违法犯罪活动、合成毒品滥用及不安全性行为在一定范围内存在，诸多因素加大了艾滋病传播风险，人口频繁流动则增加了预防干预难度。

根据中国疾病预防控制中心性病艾滋病预防控制中心发布的《艾滋病防治宣传教育核心知识》，我们紧紧围绕易感染的青少年群体、吸毒人员群体和容易发生职业暴露的人民警察群体编写了本系列丛书，以期能够对艾滋病预防有所裨益。

本系列丛书参考了若干专家学者的研究成果，在此表示深深的敬意！

莫关耀

2024年12月

目录

第一部分

公安工作与艾滋病防治

一、公安工作与艾滋病防治的关系

1. 公安工作与艾滋病防治工作有什么关系？

中国作为世界人口大国，近年来，艾滋病的传播呈上升趋势。随着我国涉 “艾” 违法犯罪现象日益严重，公安民警发生职业暴露的情况也日益增加，公安机关加强预防和控制艾滋病工作已势在必行。公安机关加强预防和控制艾滋病工作的必要性主要体现在：

第一，目前我国涉“艾”违法犯罪的现状严峻、危害面广，艾滋病高危人群较多，涉“艾”违法犯罪增多。

第二，民警职业暴露风险大，可以说警务人员是除医护人员外最易感染的公务人员，对公安工作的影响较大。

第三，公安机关是我国预防和控制艾滋病工作机制中的重要部门。公安机关的角色定位涉及与卫生健康部门和非政府组织之间的协调关系问题。卫生健康部门与公安机关作为预防控制艾滋病工作的主力军，双方均负有重要职责。

因此，公安机关作为维护国家安全和社会秩序的治安行政和刑事执法机关，在预防和控制艾滋病问题上责无旁贷。

2. 公安机关在艾滋病防治工作中的主要职责体现在哪些方面？

（1）学习和掌握国家有关预防控制艾滋病的政策及法律法规，充分认识该项工作的重要性及紧迫性。

（2）依法查处贩毒、吸毒、卖淫嫖娼及非法采血等违法犯罪活动。

（3）加强对吸毒人员、卖淫嫖娼人员和流动人群等特殊人群的艾滋病防治知识的宣传教育工作及相关管理工作。

（4）配合相关部门加强对被羁押和监管人员的艾滋病检测、筛查、治疗和宣传教育工作。

（5）采取必要措施为被羁押和监管人员中的艾滋病病毒感染者和艾滋病病人设立专门场所。

（6）严厉打击利用艾滋病进行的违法犯罪活动，切实维护社会治安秩序。

（7）保护艾滋病病毒感染者及病人的合法权益。

（8）加强对公安民警的艾滋病预防教育，建立公安机关防治艾滋病的应急处置机制。

3. 如何看待艾滋病的减少危害措施与公安工作的关系？

国际经验已经证明，安全套的推广使用、美沙酮维持治疗和清洁针具交换是遏制艾滋病传播的有效措施，我国也在一定范围内推广。减少危害措施由卫生健康部门主要负责，其干预工作与公安机关打击职能并不矛盾，双方是从不同角度履行维护社会公共利益和人民群众安全的法定职责。公安机关在艾滋病防治工作和执法过程中应认真执行有关法律法规的规定，将打击毒品犯罪与遏制毒品滥用相结合，依法严厉打击卖淫嫖娼、吸毒贩毒、非法采供血等违法犯罪活动，与卫生健康部门合作，加强对吸毒人员、卖淫嫖娼人员和流动人群的管理，积极开展艾滋病宣传教育活动，倡导健康的行为方式，使公众了解艾滋病知识，消除对艾滋病患者的歧视和恐慌。

4. 什么是艾滋病感染的高风险人群？

根据艾滋病在人群中的传播规律，我们将容易引起艾滋病病毒传播的行为，称为高危行为，而将这种高危行为发生概率较高的人群称为艾滋病的高危人群。主要包括：卖淫嫖娼者、男男性接触者、吸毒人群、有偿供血者、多次接受输血及血液制品者、艾滋病病毒感染者的性伙伴、艾滋病病毒感染母亲所生婴儿等。

5. 公安机关管理艾滋病高危人群遵循的基本原则是什么？

第一，以人为本，树立正确的管理观念。虽然高危人群是容易传播艾滋病病毒的群体，但艾滋病病毒是可以预防的。首先，要正确看待艾滋病。艾滋病和艾滋病病毒的流行对社会、文化、经济、政治产生的影响超过了艾滋病和艾滋病病毒流行本身。其次，要认识艾滋病和艾滋病病毒的传染性和危害性，树立艾滋病病毒是可以预防的观念。预防艾滋病，必须是全民参与，更重要的是要加强对高危人群的管理，这样才能真正做好艾滋病的防治工作。最后，要正确对待高危人群中的艾滋病病人。对高危人群中的艾滋病病人要给予关爱，维护他们的合法权益，这也是公安工作的一部分。

第二，提高自我防御保护能力，合理运用综合技能。通过培训提高民警的综合技能和管理能力，使民警了解艾滋病的基本知识和传播渠道，掌握与艾滋病患者接触的正确方法及各种应急措施，从而有效地提高公安民警对艾滋病的自防意识和自防能力。

第三，加强公安机关与卫生健康等多部门合作，建立政府领导、多部门合作和全社会共同参与的艾滋病预防与控制体系，形成有利于艾滋病防治的社会环境。

6. 公安监管场所与监狱管理制度有哪些？

公安监管场所是依法对违法犯罪人员进行警戒看管、治安处罚、执行刑罚，教育、特定疾病治疗、心理及行为矫正的特殊场所。根据不同的情况，拘押的场所可分为看守所、拘留所、强制隔离戒毒所和安康医院。

根据《中华人民共和国监狱法》和有关法律、法规的规定，结合监狱教育改造工作实际，监狱管理制度分为两大类：一是关于监狱职工的，二是关于犯人的。监狱职工管理制度有作息时间、住宿规定、分配规定、请假规定及学习规定等。关于犯人的管理制度有：一日常规、就餐规定、住宿规定、探视规定、学习规定，以及服刑规定、外出规定等。

7. 艾滋病戒毒人员专管场所的由来是什么？

1989年8月，负责云南省艾滋病监测工作的马瑛在瑞丽市戒毒场所的戒毒人员当中首次检测出艾滋病病毒。自此以后，全国多个省市的监狱、看守所和戒毒场所相继报告发现艾滋病病毒感染人员。为破解强戒场所艾滋病病毒感染人员传染性高、管理难度大的问题，2004年，国务院下发了《关于切实加强艾滋病防治工作的通知》，明确指出，“要采取必要措施，为羁押和被监管人员中的艾滋病病毒感染者和患者设立专门场所”。2008年，司法部为保障监管人员合法权益，防止交叉感染事故发生，提出了监管场所必须将艾滋病病毒感染人员进行集中管理的新要求。特别是近年来，随着吸毒人员这一易感艾滋病病毒人群的增多，检测确认的艾滋病病毒感染人员数量逐年上升，对这类人员的管理方式也适时地发生着变化。艾滋病戒毒人员专管场所是对感染艾滋病病毒的强制隔离戒毒人员集中收治、集中管理、教育和习艺，依法实施医护和关怀的场所。作为吸毒人员最主要的集中收治场所，强制隔离戒毒场所顺理成章地成为艾滋病高危人群密集场所，同时也是艾滋病防治的重点领域和前沿阵地。

8. 为什么要设置专门的艾滋病监区？

艾滋病病人犯罪多以侵财为主，具有犯罪方式威吓性强、作案形式趋于团伙化、犯罪行为频发、犯罪主观恶性大、报复社会趋势明显等特点。由于艾滋病的传染性和不可治愈性，与一般人员犯罪后的侦查、羁押、起诉、审判、执行这一刑事诉讼程序相比，艾滋病病人犯罪后存在较严重的查处难、羁押难、监管难等问题。很多羁押场所由于收治条件有限，不能单独关押，又缺乏必要的防护措施，将艾滋病感染者和病人与其他犯人集中关押，存在传播风险。建立专门的艾滋病违法犯罪嫌疑人特殊病室或特殊监区，能够实现对该类人群的集中监管和救治，兼顾违法犯罪监管和艾滋病防治，处罚、治疗和关怀相结合，形成良好的互动机制。既维护法律的尊严，也消除传播的风险，有利于维护良好的社会秩序。

9. 如何设置专门的艾滋病违法犯罪人员监管场所?

看守所、拘留所、强制隔离戒毒所及监狱管理机构应当根据艾滋病病人违法犯罪的种类及人数，因地制宜地结合各自羁押场所条件改造、调整和新建羁押特殊群体的监区。一是以省级为单位，设立专门的艾滋病罪犯监所，实现艾滋病罪犯的统一、集中关押。而对于未决犯或违法者，公安机关应当立足于当前的看守所、拘留所，进行一定的改造，设立专门的关押艾滋病犯罪嫌疑人的监区。专门的艾滋病罪犯监所的建立，可以按照“强制隔离、科学管理、设备完善、功能配套”的指导原则来进行设计和改造，加强与医疗等部门的沟通与合作，充分考虑羁押、医疗等因素。二是对于专门的艾滋病罪犯监所，应当配备专门的警力，进行专业化管理。艾滋病罪犯监所的监管民警不仅要掌握一般监所具备的监管知识，还必须掌握关于艾滋病防治以及艾滋病病人心理等基本知识，具备基本的自我防护能力。另外，要完善监所各项规章制度，使艾滋病罪犯监管的各项环节都有章可循。三是建立艾滋病罪犯监所与医疗机构的协作关系，为监所提供良好的防治保障。艾滋病罪犯监所应当有针对性地设立医疗所，配备基本的医疗设备以及防艾的基本器材、装备等，并借助社会医疗资源形成医疗合力，定期有计划地开展筛查、巡诊、护理、消毒以及进行防艾教育等工作。卫生健康行政主管部门、公安机关、主管狱所的司法行政机关等有关部门应当加强协作与沟通，制订可行方案，报有权限上级审批。

10. 艾滋病犯人专门关押区的实践探索模式有哪些?

目前我国已经在实践中形成了以下几种探索模式:

（1）单独设立特殊监狱，如北京市金钟监狱、湖北武汉市艾滋病监狱、福建省艾滋病监狱等。

（2）以监管机构为主导，在原有的看守所、监狱内设立特殊监区，如大连看守所、江苏常州监狱设置的专门监区。对于这种分散管理模式也有反对的声音，认为集中管理可以更有效保护他们的安全和健康。

（3）以医疗机构为主导，在监狱医院或者传染病医院设立专门病区。这种模式适合已经进入艾滋病发病的、需要治疗的艾滋病罪犯。例如，湖南省监狱总医院、浙江省监狱总医院就设立了专门收治患艾滋病罪犯的病区。

11. 公安监管场所与艾滋病防治有什么关系？

公安监管场所是一个相对封闭、高危人群高度集中的地方，存在着较严重的艾滋病病毒传播隐患，造成所内、外的传播和蔓延。如果忽视这一特殊场所的艾滋病防治工作，就会影响我国艾滋病防治工作的整体成效。因此，公安监管场所的艾滋病防治工作是遏制艾滋病在我国传播蔓延的一个重要环节。

12. 公安监管场所艾滋病防治工作面临哪些挑战？

近年来，公安监管场所艾滋病防治管理问题日益凸显，应对能力明显不足，具有传播隐患。

首先，因现有艾滋病病毒检测能力和经费严重不足，公安监管场所检出的艾滋病病毒感染者大多为当地疾控部门抽样调查、哨点监测或在违法犯罪人员被判刑后移交司法部门的体检中被检出，使得实际感染情况不明。

其次，监管民警掌握艾滋病有关知识不够，宣传教育工作未全面展开。监管民警防艾能力建设不足，未建立起职业暴露防护措施。专业医务人员配备不足，缺乏应对艾滋病的专业技能和药物。各类监所普遍缺乏对艾滋病病毒感染者的管理手段和治疗办法。

最后，现阶段法律法规缺位、漏位。根据现行的《暂予监外执行规定》《拘留所条例》等有关规定，允许艾滋病病毒抗体阳性的违法犯罪人员办理保外就医或对其实施变更强制措施。因此，在管理上出现了一定的漏洞。

13. 公安监管场所防治艾滋病工作有哪些对策？

公安监管场所艾滋病防治工作是一项紧迫且需长期开展的系统工程，应尽快建立健全工作机制，落实各项防治措施。将艾滋病防治工作纳入公安监管部门的目标管理体系，与卫生健康、司法部门联合防治；建立常规艾滋病病毒监测、检测工作机制，阻断监所的艾滋病病毒传播和流行；修订和完善现行的公安系统法律法规，制订监管场所艾滋病防治工作管理办法；大力开展监所艾滋病防治宣传和能力培训；增加医务人员和检测仪器与医疗设备的配备，合理布局建立应急药物储备点；建设规范化专门监区、监室，加强科学监管措施；研究适用于监所文化的艾滋病防治策略；建立健全社会监管终端防控体系；设立职业暴露高危岗位特殊津贴；加大艾滋病防治经费投入。

14. 监狱医院管理艾滋病犯人遵循的基本原则是什么?

监狱医院或传染病医院要设立专门的艾滋病犯人病区，要加强艾滋病检测能力建设，主动为高危人群提供检测服务。配合艾滋病定点医院落实抗病毒治疗和中医药治疗职能，为有意愿及无治疗禁忌症的艾滋病犯人提供治疗，优化工作流程，规范治疗管理，并做好登记备案、随访管理服务，减少发病和进一步传播。要落实感染者和病人的首诊负责制和转诊制度，保障艾滋病犯人的就医权益；要进一步加强院内感染控制的培训和管理，落实相关制度，切实减少医源性传播；要做好艾滋病职业暴露的处置和调查工作，加强工作人员的安全防护。

二、公安机关对高危人群的管理

1. 公安机关对艾滋病监管场所管理的基本要求是什么?

坚持以人为本、牢记岗位职责，以“行政依法化、工作标准化、手段科技化、管理规范化”面对监管工作；建立和完善监管羁押艾滋病等传染性疾病犯罪嫌疑人的工作机制；在监管场所设立特殊病室或特殊监区，加强对该类人员的集中监管和救治；在羁押人员中开展艾滋病快速检测，尽快发现艾滋病感染者；开展公安民警艾滋病知识教育活动，防范职业暴露风险。

2. 艾滋病监管场所民警应具备的技能和参加的培训有哪些?

艾滋病的传染性使得公安民警在处理过程中面临着极大的人身安全威胁，针对这一现实情况，公安机关应当有针对性地加强对派出所、治安、刑侦、禁毒等办案民警防治艾滋病相关知识的培训。专门的监区也应当调配具有专业知识的民警进行监管，更有利于了解艾滋病患者的心理状态，有效开展艾滋病违法犯罪人员监管工作。

首先，在公安民警中广泛开展专项培训活动，通过邀请专家讲座等方式系统传授艾滋病相关知识，使民警了解艾滋病的特点、传播途径、预防措施、急救知识、法规政策等，消除在办理涉“艾”案件时的盲点，提高办案的能力与技巧。

其次，结合本地区艾滋病病人违法犯罪的具体特点与实际情况，总结侦查、调查取证、抓捕、羁押的策略与经验，制订民警遭受艾滋病职业暴露风险时的应急预案，并组织训练，提高民警应变能力。

再次，公安民警在办理涉“艾”案件过程中，应当保持高度的警惕性，增强自我保护意识与防范意识，在办案、抓捕过程中有针对性地采取防护措施。

最后，针对艾滋病患者可能采取的针扎、咬、抓、刺等抗拒行为，配备相关的装备，以保障自身安全。

3. 针对艾滋病监管场所民警的处突培训有什么要求?

首先，系统学习艾滋病处突的基础理论、实践状况、典型案例、诱因分析、预案运用和善后处理等一系列知识，初步掌握处突内在规律，形成有艾滋病专管特色、切实可行的处置预案，为加强民警专业技能、完善应急处置机制建设、增强处突能力，努力做到关口前移，尽可能地减少或避免突发事件对相关人员及场所造成的损害。

其次，从维护场所安全的层面，高度重视艾滋病监管场所内管理民警、医务人员、协管人员职业暴露的相关知识教育，必须要实现100%全员的培训率。

再次，要积极开展职业暴露应急处置预案的演练，力求做到民警、医务人员和外协人员都能熟练掌握发生职业暴露后的处置技术。

最后，要为在艾滋病专管一线工作的管教民警和医务人员定期开展身体健康体检和专门心理疏导。

4. 公安机关艾滋病监区应配备哪些人员?

公安机关艾滋病监区应配备的人员包括：专管民警、专管医护人员（医生、护理人员、药剂师、其他卫生技术人员）、其他管理服务协调人员。以广东省某强制隔离戒毒所实践为例，艾滋病专管区设有主任1名，由南丰所管教副所长兼任；副主任3名，分管生产、管教和医疗工作。专管区下设综合办、3个大队。综合办5名干事，分别负责政工、生产、教育、管理、生卫工作，另有4名专职教师从事教学工作。每个大队下设2个中队，设中队长、政工、内勤、生产、教育、管理、卫生干事、警官。为应对突发事件，除监控室工作人员外，其他岗位人员要求在值班期间确保24小时在岗。其中专管区领导每3天值班一次，综合办人员每5天值班一次，大队领导、中队长每4天值班一次，大队管教干事和带班民警每6天值班一次，值班期间除履行日常工作职责外，还要24小时留守在专管区范围随时应对突发事件，充当增援警力。医院有院长1名，副院长2名，下设办公室、留医中队、门诊部、住院部、医务护理组、检验室、放射室、药房、艾滋病网络直报室。

此外，根据艾滋病监管场所任务分工的不同，将人员大致分为三类，并设置高危津贴，提高工作人员的积极性。

一类人员。日常参与专管区值班、管理，经常与艾滋病病毒感染人员接触，在岗期间为艾滋病病毒感染人员实行医疗、救护、谈话咨询教育等工作的人员，包括分所领导，大、中队领导，分所办公室人员，一线民警和医务人员等，该类人员直接面对艾滋病病毒阳性人员时间长、工作过程中职业暴露风险大、工作任务重，具有极大的职业暴露风险，因此按一类最高标准发放特殊津贴。

二类人员。参与一线值班管理，直接接触艾滋病病毒感染人员，经常性执行专管区的收容、分流、清仓、检查等工作，承担对艾滋病病毒感染人员的搜身安全检查、现场监管等高危工作任务，该类人员直接面对艾滋病病毒感染人员时间较长、从事工作职业暴露风险较大、工作任务较重，具有一定的职业暴露风险，因此按二类标准发放特殊津贴。

三类人员。参与艾滋病专管区和医院相关工作的其他人员定为三类人员，包括门岗监控值班人员、专管区行政人员、配餐中心司机，该类人员日常工作中经常深入专管区，从事工作具有职业暴露风险，因此按三类标准发放特殊津贴。

5. 艾滋病监管场所可能发生的突发事件有哪些?

艾滋病监管场所突发事件指的是艾滋病监管场所突然发生的造成或者可能造成重大人员伤亡、重大社会影响的下列事件：艾滋病病毒感染人员脱逃、骚乱、聚众斗殴、集体绝食、行凶伤人、劫持人质、故意传播艾滋病病毒，以及艾滋病病毒疫情扩散等事件。

艾滋病专门监管场所按性质划分，将突发事件分为九大类型，分别是：感染艾滋病病毒的戒毒人员、犯罪嫌疑人、罪犯脱离场所民警管制的逃跑（也称脱逃）事件；感染艾滋病病毒的戒毒人员、犯罪嫌疑人、罪犯非正常死亡（包含自杀）事件；感染艾滋病病毒的戒毒人员、犯罪嫌疑人、罪犯因艾滋病病毒造成机体细胞免疫功能完全或者部分丧失，突发生理机能衰竭或者病变事件；感染艾滋病病毒的戒毒人员、犯罪嫌疑人、罪犯因故自伤自残事件；感染艾滋病病毒的戒毒人员、犯罪嫌疑人、罪犯在场所内实施违法犯罪事件（也称所内作案）；感染艾滋病病毒的戒毒人员、犯罪嫌疑人、罪犯袭击民警事件；感染艾滋病病毒的戒毒人员、犯罪嫌疑人、罪犯集体骚乱闹事事件；感染艾滋病病毒的戒毒人员、犯罪嫌疑人、罪犯同性性乱事件；场所民警、场所医护人员、加工单位外协人员工作与戒毒人员发生血液接触，造成职业暴露事件。

6. 艾滋病病毒感染人员逃脱事件处置流程是什么?

值勤民警发现艾滋病病毒感染人员脱逃时，应立即向大队值班领导报告，在稳控其他人员的前提下，对本监管区内进行搜索堵截；大队值班领导向所带班领导和监控应急指挥中心报告，并迅速赶到现场组织搜索堵截，稳控其他被监管人员；所带班领导接到报告后，应立即下令开展院区内搜索堵截，监控中心加强对现场和围墙边视频监控，命令警戒护卫队围墙外搜索堵截，迅速赶到现场，并向所应急指挥部报告；所应急指挥部决定启动追逃应急预案，向省局报告，拉响警报，各功能小组到达各自指定位置，开展封锁现场、搜索堵截等处置；通报原决定公安机关，联系有关公安机关协助，派出工作组与脱逃艾滋病病毒感染人员所在地居（村）委联系，要求家属配合追逃。

7. 艾滋病病毒感染人员自伤自残、自杀、行凶杀人事件处置流程是什么?

值勤民警发现艾滋病病毒感染人员实施自伤自残、自杀、行凶杀人行为时，应立即向大队值班领导报告，并就地进行劝阻、急救，稳控现场；大队值班领导向所带班领导和监控应急指挥中心报告，立即赶到现场组织处置，撤离其他被监管人员；所带班领导接到报告，立即赶到现场，下令监控中心加强对现场视频监控，命令警戒护卫队到现场警戒稳控处置，查明情况，迅速向所应急指挥部报告；所应急指挥部决定启动应急预案，向省局报告；各功能小组到达各自指定位置开展应急处置，严格执行职业保护制度，配备防护服等安全装置，对已自杀身亡和行凶杀人既遂的，应保护好现场，保存证据严防发生职业暴露；报告驻所检察室和公安机关，请求法医进行鉴定；联系死者家属进行善后处置。

8. 艾滋病病毒感染人员斗殴、骚乱、绝食等群体性事件处置流程是什么?

值勤民警发现艾滋病病毒感染人员有斗殴、骚乱、绝食行为，立即向大队值班领导报告，同时稳控现场；大队值班领导立即向所带班领导和监控应急指挥中心报告，迅速赶到现场组织劝阻、谈判、稳控现场、撤离其他被监管人员等处置；所带班领导接到报告，应迅速赶到现场查实情况，下令监控中心加强对现场视频监控，命令警戒护卫队到现场警戒稳控，指挥应急处置，并向所应急指挥部报告；所应急指挥部决定启动应急预案，向省局报告，拉响警报，各功能小组迅速到达各自指定位置，对参与斗殴、骚乱、绝食的被监管人员进行劝阻、谈判等处置。如参与斗殴、骚乱、绝食的被监管人员长时间占据现场，人数较多，形势恶化时可使用防暴枪、催泪弹强行驱散；处置过程中，需动用公安、武警力量必须经上级主管机关批准同意。对在驱散斗殴、骚乱、绝食行为过程中发生人员伤亡、财产损失的，应立即组织抢救，提取相关违法证据；报告驻所检察室，对为首人员提请逮捕。

9. 艾滋病病毒感染人员劫持人质处置流程是什么?

值勤民警发现艾滋病病毒感染人员劫持人质时，应立即向大队值班领导报告，进行规劝、稳控现场；大队值班领导向所带班领导和监控应急指挥中心报告，同时迅速赶到现场查明情况，组织谈判、撤离其他戒毒人员等处置；所带班领导迅速到达现场指挥处置，下令监控中心加强对现场视频监控，命令警戒护卫队到现场警戒稳控处置，向所应急指挥部报告；所应急指挥部决定启动应急预案，向省局报告，拉响警报，各功能小组迅速到达各自指定位置开展应急处置。根据犯罪的危害程度，以保护人质安全为第一原则，采取政策攻心、疏散人员、化解危机等措施；在政策攻心无法奏效时，在保证人质安全的前提下，按照上级指示或授权，请求特警队全力协助，对劫持人质的艾滋病病毒感染人员依法采取强制等手段，果断制止违法犯罪。

10. 艾滋病病毒感染人员危重疾病处置流程是什么?

值勤民警发现艾滋病病毒感染人员突然发生昏厥、休克等情况，向所在大队值班领导和应急指挥中心报告，同时报告带班所领导、医院领导；对昏厥、休克的艾滋病病毒感染人员实施保护性措施；大队值班领导立即到达现场，协助救援工作；带班所领导立即发出指挥指令或启动预案；应急指挥中心负责联系120急救中心，请求支援；值勤医师、护士立即开展现场医疗处置；需要转院抢救的，值勤医师做好急救转运工作，大队民警做好安全监护工作。危重传染疾病的，护送民警穿防护服，戴口罩、手套。大队、医院，做好证据保全。民警或医务人员在管理、医疗或处置突发事件时不慎发生职业暴露，应立即汇报，由医院院长会同专业人员马上做出暴露级别的评估；发生暴露人员应马上采取急救处理：用肥皂和清水冲洗伤口或沾污的皮肤；根据暴露级别和暴露源病毒载量水平对发生暴露人员实施预防性用药；对暴露人员定期开展心理咨询和艾滋病病毒抗体检测，及时做出救治措施；做好暴露登记、监测、报告、保密工作。

11. 艾滋病病毒感染人员非正常死亡事件处置流程是什么?

发生艾滋病病毒感染人员非正常死亡事件时，值班警察要迅速保护现场，向上级报告；接报后要立即通知应急力量到场支援，组织人员送院抢救，并按规定向应急指挥中心报告。现场处置组利用手机短信通平台向全所民警发布应急处置指令，并用电话或对讲机向全所各单位通报情况，同时将事件情况通传驻所检察室。警戒防暴组和应急处置力量要根据指挥部的要求，第一时间进驻案发现场，对实施暴力犯罪、集体闹事的人员进行抓捕和强行驱散，防范因艾滋病病毒感染人员非正常死亡引发集体诉求等群体性事件。保持现场原状，及时告知死亡艾滋病病毒感染人员的家属并通报当地检察院，请求当地检察院履行相关职责。当事单位要指派专人对事发现场、抢救过程、现场情况进行拍照、录像和录音，并对资料进行妥善保存。及时将家属请来履行相关手续，沟通谈判组要协同现场处置组向家属做好解释工作，阐明整个事件经过并宣传有关政策法规，要求家属签字同意火化；如家属不同意火化并提出要求，事件谈判组要根据有关规定开展谈判，及时将情况反馈给指挥部，按照指挥部要求继续开展工作。对暴力性犯罪、群体性行为而引发艾滋病病毒感染人员非正常死亡的，调查组应长期驻扎，根据有关法律法规规定配合检察院，对本次死亡事件进行深入调查；拿出调查结果，形成调查报告；对责任民警按规定进行处理，触犯刑律的，一律移交司法机关处理，证据资料保存归档。

第二部分

警察执法与艾滋病职业暴露

一、民警艾滋病职业暴露的风险

1. 民警在执法过程中有何风险?

民警在执法过程中接触艾滋病病毒感染高危人群，特别是在现场勘查、抓捕嫌疑人、现场救护、尸体解剖等工作过程中，经常会接触到当事人的血液、体液或其他污染物，或被带有艾滋病病毒的尖锐器物刺破皮肤，或被受污染的血液溅入口腔和眼结膜，或被犯罪嫌疑人抓伤、咬伤、刺伤、打伤等。因此，民警在这些警务活动中艾滋病职业暴露的风险大于其他行业。

【拓展】

2004年12月9日上午10时许，××省××市××区交警张某，上班途中接到群众报案，称被人抢劫，张某奋不顾身追向嫌疑人，并将抢劫财物的女子王某抓获。不料王某突然掏出一支带有血迹的注射器将交警张某右手食指扎伤，然后声称自己是艾滋病患者，交警在手受伤的情况下将王某制服，并打电话给“110”。

交警张某被迅速送到该市疾病控制中心进行伤口处理，他的遭遇引起当地各部门的重视。在各个方面的配合协调下，张某在被扎伤后一个小时内，服用了防艾急救阻断药品。事发当晚，张某又被连夜送往省疾病控制中心作进一步检查治疗。

2. 什么是民警艾滋病职业暴露？

民警艾滋病职业暴露是指民警在执行警务活动中被艾滋病患者的血液、体液污染了破损的皮肤、黏膜，或被带有艾滋病病毒的注射器及其他锐器刺伤皮肤，因而具有感染艾滋病病毒的风险。

3. 职业暴露后感染艾滋病病毒的风险有多大？

虽然民警属于职业暴露的高风险人群，但实践中民警因职业暴露而感染艾滋病病毒的概率较低。一些研究表明，职业暴露后感染艾滋病病毒的概率为：针刺感染艾滋病病毒的概率为0.33%；黏膜表面暴露感染艾滋病病毒的概率为0.09%；无破损皮肤表面暴露感染艾滋病病毒的概率为0。

职业暴露后感染风险还受以下因素的影响：接触污染血液的量；受损的伤口深浅；造成伤口的器械上有无可以见到的血液；器械是否刺入动、静脉内；患者处于疾病的早期还是晚期；针头是空心还是实心等。

【拓展】

1984年国外报道了首例医务人员由于职业暴露导致艾滋病病毒感染，此后许多国家进行了大量职业暴露危害调查。在对883名医务人员进行调查时发现：有80%的人与艾滋病病人皮肤有过接触；20%的人有经黏膜接触艾滋病病人，其中一人艾滋病病毒抗体阳性。在对1231名牙科医生调查时发现，有一名有针刺和手伤史的医生感染艾滋病病毒。据美国疾控中心（CDC）统计，截至1997年12月底，美国共有54名医务工作者因职业暴露感染艾滋病病毒，另有132名医务工作者可能因职业关系感染艾滋病病毒，但一直未能证实暴露前后的血清阳转，总感染率约0.3%。

【拓展】

2005年，根据四川省疾控中心公布的数据，四川省艾滋病职业暴露药物储备库成立6年以来，42名在工作中不幸受伤，伤口与艾滋病病毒零距离接触（职业暴露）的人，经过紧急预防性服药无一例感染艾滋病病毒。

【拓展】

1999年卫生部首批批准了北京、上海、广东、四川四地设立艾滋病职业暴露药物储备库。四川省艾滋病职业暴露药物储备库建立初期，负责西南及西北地区的艾滋病职业暴露紧急预防用药。2001—2004年共处理各种职业暴露人员42例，其中医务工作者25例，公安民警、司法干警12例，其他人员5例。这42人经预防性用药，在6个月的随访结束时均未发生血清阳转，至今无一例感染艾滋病病毒。

【拓展】

2001年四川省艾滋病职业暴露药物储备库仅处理了两例职业暴露，但由于艾滋病感染者数量逐年上升，近年来职业暴露例数也呈上升趋势。2004年四川省职业暴露药物库处理了19例职业暴露人员。国家为此举办职业暴露培训班，在公安系统的培训中也增加了预防艾滋病职业暴露的内容。

4. 警务活动中容易发生职业暴露的情形有哪些？

（1）民警在接处警工作中，在抢救、看护、运送、搜查、押解过程中，有可能接触到血液和体液的时候。

（2）民警在制服违法犯罪嫌疑人或与其搏斗过程中，尤其是被嫌疑人抓伤、咬伤、刺伤的时候。

（3）在办理吸、贩毒和卖淫嫖娼案件中，收集物证、人身检查过程中有可能接触到当事人的血液、体液的时候；对吸贩毒人员的人身和衣物搜查，有可能触摸到针头、血液的时候。

（4）在抢救伤者、保护现场以及采取紧急措施中抓捕现行犯时有可能接触到当事人的血液、体液的时候。

（5）现场勘查（特别是命案现场），搜索检查，收集提取痕迹、物证过程中有可能触摸到血液和体液的时候。

（6）在法医检验工作中，对有无开放性创口的活体检验和尸体检验时；具体解剖过程中大量的侵入性手术动作，对组织器官及体液提取的时候。

（7）在搜查过程中，包括对室内搜查、露天搜查、车内搜查、衣物搜查、人身搜查，可能接触血液和体液的时候。

（8）在执行拘捕任务过程中，很多时候与犯罪嫌疑人有身体接触，尤其是当犯罪嫌疑人自杀自伤、抗拒抓捕以及行凶时。

（9）在押解过程中，押解人员与犯罪嫌疑人有较多的身体接触，未采取或采取的针对性防护措施不当时。

（10）在监所管理（包括看守所、行政拘留所、强制隔离戒毒所、监狱等）中由于传染源比较集中，管理人员与传染源的接触比较多，职业暴露的概率最高，如入所检查，常规检查、治疗、抢救；处理有关血液、体液、排泄物、污染物；组织被监管人参加劳动、锻炼和其他活动的时候会接触到感染源。

（11）交通警察在抢救伤员、搬运尸体、处理被污染的物品时，有可能接触到血液和体液的时候。

5. 警务活动中不易感染艾滋病病毒的情形有哪些?

在了解艾滋病病毒传播途径的知识背景下，警务活动中以下情形不易感染艾滋病病毒：与嫌疑人或相关人员正常的谈话；正常情况下嫌疑人坐过的椅子、凳子不会留下病毒；正常情况下嫌疑人用过的笔、纸不会留下病毒；嫌疑人排泄物中尿液、粪便传染的概率很低；其他正常的身体接触和日常活动。

6. 目前，民警对艾滋病职业暴露风险的认识如何?

目前，民警对艾滋病认识以及在职业防护技能方面仍存在不足之处。例如，有的民警在对吸毒人员搜身时被针头刺破手而不以为然；有的民警使用被血液污染的手铐时不做消毒处理；有的民警则认为工作时戴上手套就可万事大吉；有的民警由于对艾滋病有不正确的观念，在工作中过于谨慎畏惧；有的民警害怕感染艾滋病病毒而不愿对嫖娼卖淫者进行搜查；有的民警甚至不敢用嫌疑人坐过的凳子和签字用过的笔；有的民警则担心被蚊虫叮咬而感染。因此，加强对民警预防艾滋病教育和职业防护知识培训至关重要。

7. 如何评估艾滋病暴露风险程度?

（1）首先评估暴露源及其危险度。

确定具有传染性的暴露源包括：血液、体液、精液和阴道分泌物。脑脊液、关节液、胸腔积液、腹水、心包积液、羊水也具有传染性，但其引起感染的程度尚不明确。粪便、鼻分泌物、唾液、痰液、汗液、泪液、尿液及呕吐物通常认为不具有传染性。

暴露源危险度的分级：

① 低传染性：病毒载量水平低、无症状或较高水平CD4细胞；

② 高传染性：病毒载量水平高、艾滋病晚期、原发艾滋病病毒感染、低数值CD4细胞；

③ 暴露源情况不明：暴露源所处的病程阶段不明、暴露源是否为艾滋病病毒感染，以及污染的器械或物品所带的病毒载量不明。

（2）其次评估暴露途径及其危险度。

发生职业暴露的途径包括：暴露源损伤皮肤（刺伤或割伤等）和暴露源沾染不完整皮肤或黏膜。如暴露源为艾滋病病毒感染者的血液，那么经皮肤损伤暴露感染艾滋病病毒的危险概率为0.3%，经黏膜暴露为0.09%，经不完整皮肤暴露的危险度尚不明确，一般认为比黏膜暴露低。

高危险度暴露因素包括：暴露量大、污染器械直接刺破血管、组织损伤深。

8. 暴露程度如何分级?

根据暴露源和暴露途径可以将暴露程度分为以下三类:

(1)一级暴露:暴露源为体液或者含有体液、血液的医疗器械、物品;暴露类型为暴露源沾染了不完整的皮肤或黏膜,但暴露量小且暴露时间较短。

(2)二级暴露:暴露源为体液或者含有体液、血液的医疗器械、物品;暴露类型为暴露源沾染了不完整的皮肤或黏膜,暴露量大且暴露时间较长;或暴露类型为暴露源刺伤或割伤皮肤,但损伤程度较轻,为表皮肤擦伤或针刺伤(非大型空心针或深部穿刺针)。

(3)三级暴露:暴露源为体液或含有体液、血液的医疗器械、物品;暴露类型为暴露源刺伤或割伤皮肤,但损伤程度较重,为深部伤口或割伤物有明显可视的血液。

9. 为什么说预防是艾滋病职业暴露防护的关键?

第一,与其他传染病相比,艾滋病的传染期长且不易发现传染源。感染者可在数月到数年甚至10余年后不表现出任何临床症状。当艾滋病病毒感染者因其他原因到医院就诊时,不易被发现而成为潜在的传染源。

第二,艾滋病病人的临床表现多样且非特异性,很容易造成误诊,没有经验的医生往往会将这些病人误诊为一般的感冒、肺炎、结核等,从而忽视其传播艾滋病病毒的可能。

第三,大多数感染者是隐匿的,甚至本人也不了解自己是否感染了艾滋病病毒。另外,因为大众对艾滋病的认识存在偏差,艾滋病病毒感染者和艾滋病病人一旦暴露于公众,就会受到严重的歧视,这也使艾滋病病毒感染者不愿意向他人甚至医生说明自己的艾滋病病毒感染情况。

所以,在医疗工作中应把接触到的所有艾滋病病毒感染情况不明的患者和物质都看作潜在的传染源进行防范,才能最大限度地降低职业暴露的风险。

二、民警艾滋病职业暴露的防护

1. 什么是民警艾滋病职业暴露的防护?

广义的民警职业防护，是指公安、司法、国家安全警察各警种在接警、出警、抓捕、看守等过程中，应当具备的对危险来源的认知、预防以及对危害后果的及时处理能力。具体包括在询问、讯问、盘查、搜查、勘验、拘留、逮捕、押解、看守、管教等工作过程中，对犯罪嫌疑人、罪犯、受害人、群众及周围环境可能发生的危险情况的预防和受伤后的恰当处理。

在涉及艾滋病的问题上，公安民警的职业防护特指警务人员在刑事侦查、现场勘验、抓捕犯罪嫌疑人、搜查检查、现场救护、尸体解剖等工作中，应当掌握的预防艾滋病的知识和自我防御、保护能力，以及对艾滋病应采取的正确态度和行为方式。

2. 什么是普遍性防护原则?

普遍性防护原则，是指无论是在治安管理工作中，还是在侦查破案、现场救护、关押送管等执法过程中，无论管理对象是违法犯罪嫌疑人、罪犯，还是受害者、普通群众，也不论是否知道当事人是抗体阴性还是阳性，只要涉及血液、体液或尖锐器物，都应当将其视为存在潜在的感染风险而应采取一定的防护措施，即建议将每一个接触者均视为可能的传染源，尽可能避免或减少发生职业暴露的情况，把因发生职业暴露而感染艾滋病病毒的风险降到最低。

3. 什么是普遍性防护原则的基本内容?

普遍性防护原则包括五项基本内容：一是安全处置锐利器具；二是对所有器具严格消毒；三是认真洗手；四是使用防护设施避免直接接触皮肤；五是安全处置废弃物。

对于警务人员，尤其是缉毒、刑侦、监所警务人员及法医等高危警种人员，在执行公务过程中，要时刻将普遍性防护原则和基本内容牢记心中，懂得全方位保护自己。

4. 如何安全处置锐利器具?

（1）警务人员在使用锐利器具时要保证充足的光线，并特别注意防止被针头、缝合针、刀片等锐器刺伤或划伤。

（2）使用后的锐器应当直接放入耐刺、防渗漏的锐器盒或锐器收集箱，或者利用针头处理设备进行安全处置，可以使用具有安全性能的注射器、输液器等医用锐器，以防刺伤；勿将锐利废弃物同其他废弃物混在一起。

（3）锐器盒不得放置过满，以免针头暴露在外，刺伤别人，加大刺伤的概率。

（4）禁止将使用后的一次性针头重新套上针头套，禁止将用过的针头折断或折弯等。

（5）禁止用手直接接触使用后的针头、刀片、破碎玻璃等锐器。

（6）警务人员如要进行采血操作，尽可能使用各种防护措施、安全针头、注射器、负压标本试管采血，减少使用锐器和针头。

（7）勿将锐利废弃物放在儿童可以接触到的地方。

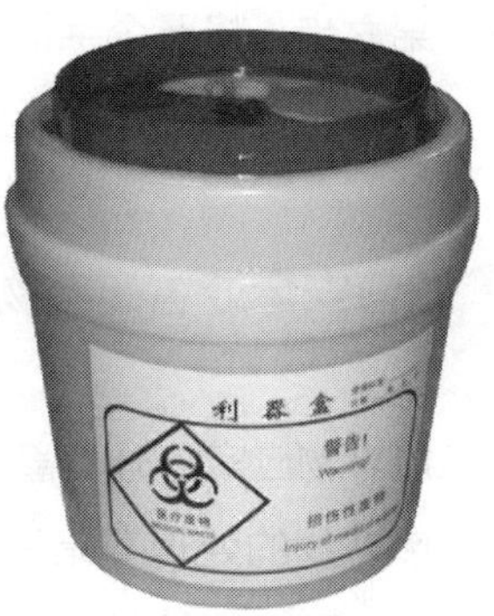

（图片来自网络）

5. 如何对警用器械进行消毒?

艾滋病病毒可以通过被血液、体液污染的针头、警械或其他器具传播，因此对这些器具必须严格消毒。

（1）为保证消毒效果，器具必须用热水和清洁剂洗干净后再消毒。所有符合消毒规范的消毒药品均能杀灭艾滋病病毒、乙肝病毒和丙肝病毒。

（2）可以使用医疗用含氯消毒剂对使用过的警用器械消毒30分钟。

（3）常用的两种灭菌方法是煮沸和化学灭菌，均足以使艾滋病病毒灭活。

（4）煮沸时需对已清洗过的器具煮沸20分钟。

（5）化学灭菌法主要用于不能采用加热法灭菌的器具。以下三种常用的化学灭菌剂足以灭活艾滋病病毒：含氯灭菌剂，如漂白粉；75%的酒精。

6. 如何正确地洗手？

第一步，湿润双手，涂抹洗手液或肥皂，掌心相对，手指并拢互相揉搓；

第二步，手心对手背沿指缝相互揉搓，两手交换进行；

第三步，掌心相对，双手交叉沿指缝相互揉搓；

第四步，半握拳放在另一手掌心旋转揉搓，两手交换进行；

第五步，一手握另一手大拇指旋转揉搓，两手交换进行；

第六步，将五个手指尖并拢放在另一手掌心揉搓，交换进行。

第七步，螺旋式洗手腕，交换进行。

7. 如何安全处置废弃物？

废弃物应实行分类管理、分别处理；应安排专人负责，建立台账和记录。

废弃物的处理非常重要却常常被忽视，为此，在警务工作中处理废弃物时建议如下：运输废弃物的人必须戴厚质乳胶手套；处理液体废弃物时，必须戴防护眼镜；处理被血液和体液污染的物品时，要用不透水的双层胶袋包好，贴上标志，放于单独的密闭容器里。

8. 如何使用防护设施避免直接接触体液？

常用的防护设施包括乳胶手套、口罩、防护眼镜、隔离衣等。在工作中有可能接触血液或体液时应使用防护用品，当暴露的皮肤有可能被血液或体液污染时应戴手套；法医或监所的医务人员进行手术、伤口处理、尸体解剖等与血液和体液接触的工作时，要穿防护衣，戴口罩、眼罩和手套；如皮肤有破损，尽量避免进行接触大量血液的工作，如现场救护伤员或搬运尸体等，必须戴2—3层手套。

9. 发生职业暴露后的处理流程是什么？

（1）急救处理；

（2）对暴露源严重程度的评估；

（3）暴露风险程度的评估；

（4）药物预防；

（5）报告与保密。

10. 警务人员在发生职业暴露后如何做紧急处理？

（1）伤口的消毒处理。

警务人员发生艾滋病职业暴露后，应当立即实施以下局部处理措施：用肥皂液和流动水清洗污染的皮肤，用生理盐水冲洗黏膜。如有伤口，应当在伤口旁端轻轻挤压，尽可能挤出损伤处的血液，再用肥皂液和流动水进行冲洗；受伤部位的伤口冲洗后，应当用消毒液进行消毒，并包扎伤口；被暴露的黏膜，应当反复用生理盐水冲洗干净。如血液或体液溅到眼内，应立即用大量生理盐水冲洗；如血液溅入口内，要立即吐出，用水漱口。发生皮肤黏膜针刺伤、切割伤、咬伤等出血性损伤，应立即轻轻挤出损伤局部的血，然后用清水、自来水或生理盐水等彻底冲洗，再用碘伏或75%的酒精或0.2%次氯酸钠溶液等消毒创面并包扎。采取以上紧急措施后，受伤者应尽快到正规医院进行处理。

（2）对暴露者的处理。

暴露者应暂时脱离工作岗位，由专家对暴露级别进行评估，确定是否进行药物预防，如有必要，应于24小时内开始服药并坚持完成整个过程。原则上，用药越早越好，被艾滋病患者的血液、体液污染的锐器刺伤后或在某一意外情况下有被感染的风险时，应在4小时内服药，持续用药4周，在明确没有感染艾滋病病毒时即可停药或遵医嘱。暴露者应于暴露后的第1周、第6

周、第12周、第6个月、第12个月到医院进行血液检测，在暴露后的6个月内应注意观察是否出现感染早期症状，如发热、皮疹、肌肉痛、乏力、淋巴结肿大等，并注意坚持预防治疗措施。

（3）事故的报告和记录。

职业暴露发生后，受伤者应立即向单位负责人和当地疾病预防控制中心报告，并对事故过程和处理情况进行详细记录。无论是重大事故还是小事故，有关部门对事故涉及的职业暴露者在整个处理过程中均应做好保密工作，每一个得到信息的机构或个人均应严守秘密。

11. 艾滋病职业暴露后开始治疗的时间及疗程有什么要求?

在发生艾滋病职业暴露后尽可能在最短的时间内（2小时）进行预防性用药，最好不超过24小时，但即使超过24小时，也建议实施预防性用药。用药方案的疗程为28天，疗程期内需连续服用。

12. 什么是艾滋病职业暴露后的报告、监测、保密与知情同意原则?

（1）报告。

职业暴露发生后要立即向单位负责人和当地疾病控制中心报告。报告是为了让部门和单位领导了解和分析意外发生的原因和后果，以便于对当事人提供医疗和心理支持，并在发生暴露感染艾滋病病毒情况下，对个人、家庭生活予以救助和提供必要的社会保障。

报告时要查找事故原因，并对事故过程和处理情况进行详细记录。包括事故的发生时间、地点及经过、暴露方式、损伤的具体部位、损伤的程度、接触物的种类和含有艾滋病病毒的情况、处理方法和处理经过、详细记录用药情况及首次用药时间、药物的毒副作用情况及用药的依从性。

（2）监测。

为了降低艾滋病职业暴露的危害，保证身心健康，凡是艾滋病职业暴露的人员都应定期接受艾滋病病毒血清学监测、随访和咨询。

艾滋病职业暴露发生后，应立即抽取被暴露者的血样作艾滋病病毒抗体本底检测，以排除是否有既往艾滋病病毒感染；如检测结果呈阴性，不论经过危险性评估后是否选择暴露后预防用药，均应在事故发生后按规定时间分别抽取血样检测艾滋病病毒抗体，以明确是否发生艾滋病病毒感染。有条件情况下，可以采用核酸分析和病毒培养等进行早期诊断。

除监测外，为了及时了解职业暴露者的健康状况，应尽早采取相应的治疗措施，降低艾滋病职业暴露的危害，还应对暴露者的身体情况进行观察和记录。通过观察暴露者是否有艾滋病病毒感染的急性期临床症状，可以更正确地估计感染的可能性，及时调整处理措施或用药方案；另外，通过随访还可了解暴露后是否存在除艾滋病病毒感染以外的其他危险，如外伤、感染引起的败血症等，从而给予相应的治疗。

对于选择了艾滋病暴露后预防用药的人员，随访还可以了解药物的副作用发生情况及身体对药物的耐受情况，给予及时处理。

（3）保密原则。

由于目前社会人群对艾滋病认识的偏差，艾滋病病毒感染者面临来自各方的歧视和压力。因此，意外暴露发生后，当事人最好仅向部门主管和单位主要领导报告，有关知情者应为当事人严格保密，特别是已造成暴露感染的情况下，任何人不能向外界和无关人员泄露当事人的感染情况。

（4）知情同意原则。

目前针对艾滋病暴露后使用的预防艾滋病病毒感染的抗病毒药物，如果第一次服药时间超过24小时，药物的有效性则不能保证；同时，所有用于暴露后预防的药物均有一定的毒副作用，且预防效果不是绝对的，只能降低意外暴露后感染艾滋病病毒的发生概率。因此，如需服用抗病毒药物预防艾滋病病毒感染，有关人员应先告知当事人有关利益和风险，在知情同意和充分考虑利弊的基础上自愿选择是否使用。

我国现有7个安全药品储备库，分别在北京、上海、四川、广东、新疆、云南、河南。

13. 艾滋病职业暴露后如何知道自己是否感染?

要判断职业暴露后是否发生艾滋病病毒感染，必须进行艾滋病病毒检测。目前艾滋病病毒实验室检测包括核酸分析、P24抗原、病毒培养和艾滋病病毒抗体检测等，其中最常用的是艾滋病病毒抗体检测。

职业暴露发生后，应立即抽取被暴露者的血样作艾滋病病毒抗体本底检测，以排除是否有既往艾滋病病毒感染；如检测结果呈阴性，事故发生3个月后艾滋病病毒抗体检测仍未阳转，提示职业暴露后艾滋病病毒感染发生的可能性非常低，但应继续观察至12个月；若12个月后未出现阳转，可排除职业暴露后艾滋病病毒感染。

14. 为何暴露后用药可预防感染?

暴露后预防（Post-exposure Prophylaxis，以下简称PEP）是指尚未感染艾滋病病毒的人在与艾滋病病毒感染者或感染状况不明者发生易感染艾滋病病毒的行为后，通过服用药物预防艾滋病病毒感染。根据急性艾滋病病毒感染的相关资料显示，艾滋病病毒从局部到全身的感染需要一段时间，在此期内使用抗逆转录病毒药物可阻止病毒的复制。暴露后应尽可能早地进行抗逆转录病毒的治疗，通过限制靶细胞或淋巴结中病毒的复制而阻止艾滋病病毒全身的感染。

15. 什么是暴露后预防用药的最佳时间?

暴露后预防开始的时间越早，降低体内艾滋病病毒复制和消灭活病毒的概率就越大。很多专家推荐最好在暴露后1—2小时，最长不超过24小时内用药；动物实验研究显示，在暴露后24—36小时开始服药将无预防作用。不过，美国疾病控制与预防中心（CDC）仍推荐对情况严重的职业性暴露，即使暴露后1—2周仍应该预防用药。

16. 暴露后预防用药疗程多长?

越早开始 PEP 越好，2小时内服药最佳，每个小时都很重要，最好在24小时内尽快服用药物。如果开始了 PEP，则需要连续28天且每天服用药物

1—2次。如果服药时间不足，其效果将会降低和不完全。

17. 暴露后药物预防效果如何？

如果在可能接触病毒后72小时（3天）内开始PEP，对预防艾滋病病毒非常有效，科学研究显示，暴露后阻断的成功率在 80%以上。但为了安全起见，应在PEP期间采取其他措施来保护伴侣，如始终与性伴侣全程正确使用安全套，不使用精神类活性物质、不共用针具、注射器或其他注射药物的设备。

18. 暴露后预防（PEP）用药有副作用么？

PEP是相对安全的，但某些人可能会出现恶心、头痛和疲倦等副作用；通常这些副作用在服药周期过后一段时间就会消失，不会危及生命；如果症状变得严重或没有消失，应该立即就医，对症处理。

19. 哪里可以获得PEP服务？

一般情况下，在省、州市、县第一人民医院或传染病医院的艾滋病抗病毒治疗门诊获得，也可通过当地的疾病预防控制中心防艾科进行转介获得。

20. 如果暴露者是孕妇怎么办？

如果职业暴露者正在怀孕期间，应该慎重考虑孕妇和胎儿的情况。有些药物应该避免在孕妇中使用，在动物实验中已经被观察到齐多夫定（AZT）、阿巴卡韦（ABC）、施多宁等药物有致畸作用，去羟肌苷（ddI）和司他夫定（d4T）有致命性乳酸酸中毒的报道，因此需仔细评估暴露后的危险性，并判定是否需要选择预防用药；如果选择预防用药，还要考虑药物对胎儿的影响。

21. 发生职业暴露而未证实者应该注意什么?

在尚未证实该职业暴露没有导致被暴露者感染艾滋病病毒的情况下，也就是从暴露发生起1年的时间内，应将被暴露者视为可能的艾滋病病毒传染源加以预防。具体措施主要包括：被暴露者应在每次性交时使用安全套；育龄妇女暂缓怀孕；孕妇要根据风险评估的结果权衡利弊，决定是否终止妊娠；哺乳期女性应中断母乳喂养，改用人工喂养。在生活中避免与他人有血液或感染性体液的接触或交换等。

22. 暴露发生后如何缓解心理压力?

现有研究分析表明，医务人员皮肤黏膜意外暴露接触艾滋病病毒阳性血液、感染性体液或艾滋病病毒污染的材料或器具后，只要及时冲洗、消毒处理，必要时服用抗病毒药物预防性治疗，感染的发生率就将大大降低（约80%）。因此，如果不慎发生职业暴露，不必过度担忧和恐慌，可以找有经验的医生帮助分析所面临的风险。如果心理压力太大，可看心理医生或向亲密好友倾诉，缓解心理压力。

23. 各警种的防护要点是什么?

（1）刑侦警察。

刑侦警察在勘查现场、抓捕犯罪嫌疑人，或与其搏斗、对其上手铐、搜身时，条件允许情况下都应戴上防刺手套或橡胶手套，以避免被现场的血液和体液污染或减少受伤时的危害程度。在讯问时（尤其是针对吸毒人员的讯问），讯问桌上尽量不要摆放纸、笔以外的任何东西，不给犯罪嫌疑人有自伤自残的机会。

警务人员在抓捕、缉拿或押解违法嫌疑人时，对已知违法嫌疑人是艾滋病病毒感染者或属艾滋病高危人群者，要特别注意违法嫌疑人手中的器械（如针头、利器等），防止被违法嫌疑人刺伤或咬伤、抓伤，条件允许情况下，戴上防刺手套。

对抓捕的属艾滋病高危人群的违法嫌疑人，要送疾病控制中心进行艾滋病病毒化验。对被确诊为艾滋病病毒感染和携带的违法嫌疑人，要设立专门羁押场所，并进行单独羁押。

（2）治安警察。

治安警察是艾滋病职业暴露的高风险警种，在对高危人群或公共娱乐场所进行搜查时，对现场提取的精液、血液和棉球等物品应小心处理，并避免被针具等刺伤。应经常对巡逻车进行消毒，对车上遗留的伤员或犯罪嫌疑人的血液和体液也要戴上橡胶手套进行清洗和消毒。在处理群体斗殴事件时，尤其要加强防护。

加强对犯罪嫌疑人收缴物品（特别是锐利器具）的安全存放管理，避免发生意外。在警务工作中，对收缴物品的存放管理，要做到消毒、分类存放、专人管理，必要时要进行医学化验。

对抓捕的属艾滋病高危人群的违法嫌疑人，要送疾病控制中心进行艾滋病病毒检测。对被确诊为艾滋病病毒感染和携带的违法嫌疑人，要设立专门羁押场所，并进行单独羁押。

（3）禁毒警察。

禁毒警察是艾滋病职业暴露的高风险警种，在毒品犯罪案件侦查、涉毒犯罪嫌疑人抓捕、吸毒人员收戒、帮扶吸毒成瘾人员过程中，特别容易发生职业暴露。在毒品犯罪案件侦查中，以及在对涉毒犯罪嫌疑人抓捕时，要随时保持警惕，预先假设他们可能携带有枪支、刀具、爆炸物等。吸毒人员收戒过程中，由于吸毒人员艾滋病感染率极高，所以要防止抓捕过程中被吸毒人员的血液和其他体液沾染，避免自己受伤，哪怕是表皮擦伤。吸毒人员帮扶过程中，也要防止吸毒人员的自伤、伤害行为发生，避免接触他们的血液、体液。

对抓捕的属艾滋病高危人群的吸毒人员，要送疾病控制中心进行艾滋病病毒检测。对被确诊为艾滋病病毒感染和携带的吸毒者，要设立专门羁押场所，并进行单独羁押。

（4）交通警察。

交警在疏导交通、处理交通事故时，无论是勘测现场、抢救伤员，还是搬运尸体等行动，都必须戴橡胶手套，并避免被现场的玻璃等物品划破，或被血液体液沾染。在日常处理交通违法人员时，要警惕对方有过激行为，防止被划伤、刺伤。

（5）法医。

法医在进行尸检时应进行全身防护，尤其是眼部、嘴部和手部，应配备必要的装备，如眼罩、口罩、特制手套、塑料防护衣等，工作完毕后对提取的标本、使用过的器具用品和工作室应进行妥善处置或消毒。

（6）监所警察。

监所警察对入所（监）人员搜身时，应戴一次性手套对其和物品进行检查，并在条件许可的情况下使用滚筒式搜查，或与“拍打式”搜查合用，既能保护自己，同时又兼顾了搜查效果。戒毒所的医务人员尤其要加强防护，尽量避免导致疾病传播的情况发生，如监管对象理发时应教育其进行必要的消毒或更换剃刀等，这在维护他人健康的同时也保护了自身的安全。在处理戒毒人员自伤自残等紧急情况时，应戴上口罩、眼罩和橡胶手套，尽量使用一次性器械，完毕后应进行妥善处理。监狱对感染艾滋病罪犯收监后要集中在一个监区监管，不安排工伤风险大的工作，做好民警职业暴露风险预案，加强民警防艾教育，采取必要防护措施；也要防止罪犯之间的交叉感染，防事故、防外伤。

监所警察要注意关注被感染艾滋病病毒的违法嫌疑人、戒毒人员、罪犯的心理变化和情绪波动情况，要做好人文关怀，并根据他们的心理不稳定、情绪波动大、容易失控的特点，及时做好思想疏导工作，稳定情绪，防止他们故意滋事而带来更大危害。

最后，所有警种都要与当地疾病控制中心或卫生防疫站建立联系和报告制度，及时填写艾滋病职业暴露人员个案登记表，定期对艾滋病职业暴露警务人员检测艾滋病病毒抗体及进行随访，以确保警务人员的身体健康和安全。

24. 警务人员艾滋病职业暴露防护有法律依据吗?

随着警务人员在执行公务过程中感染艾滋病病毒被纳入职业性传染病范围，《职业病防治法》就成为公安机关加强职业暴露防护工作，健全完善保障体系建设的法律依据，该法为降低警务人员艾滋病职业暴露风险构筑了防护屏障，使警务人员艾滋病职业暴露防护既有了法律保障，也有了组织保障。

25.《职业病防治法》有哪些具体的规定?

根据《职业病防治法》，用人单位应当保障其职工依法享受国家规定的职业病待遇。例如，用人单位应当按照国家有关规定，安排其进行治疗、康复和定期检查。对不适宜继续从事原工作的，应当调离原岗位，并妥善安置。诊疗、康复费用，伤残以及丧失劳动能力的人员的社会保障，按照国家有关工伤社会保险的规定执行。用人单位参加了工伤保险的，分别由工伤保险基金和用人单位支付相应费用；未参加工伤保险的，其费用由用人单位支付。除依法享有工伤社会保险外，依照有关民事法律，尚有获得赔偿权利的，有权向用人单位提出赔偿要求。

【案例】监所检验警员艾滋病职业暴露

许警官所在的病犯监狱，作为全国司法行政系统第一个艾滋病确证实验室，该省监狱系统经过初筛的艾滋病血样都会送到这里进行确证，艾滋病风险在这里高度集中，任何闪失都可能带来严重后果。

2017年×月×日下午4点多，许警官进入实验室对收到的20份艾滋病犯人的初筛血样进行确证试验，这些危险的血液标本，来自省内某监狱，20份血液样本需要在7天内得出检验结果。在试验过程中，许警官取出其中一管血样时，因为移液吸嘴有点紧，他稍微多用了一点力，沾着血样的吸嘴一下反弹回来，正好穿过护目镜缝隙击中许警官的右眼。许警官马上用蒸馏水和生理盐水对眼睛进行了冲洗，并立即报告院感科，同时与区疾控中心取得联系。

下午5点多，疾控部门为许警官做出了职业暴露等级评估：眼睛黏膜受损，二级暴露，程度为“严重”。

让许警官感到更加不安的是，第二天，20份血样的检验结果出炉，全部呈阳性，也就意味着全部确证为艾滋病。这个结果，让许警官原本抱有的侥幸希望碎了一半。医院为许警官开了一个月的艾滋病阻断药，让他天天服用，由于药物副作用，许警官浑身乏力，很是难受。

许警官说，虽然自己做艾滋病病毒检验相关的工作已近20年，见惯了大大小小的案例，但他仍感觉到很大的心理压力，尤其在夜深人静的时候。

一个月后，第一阶段的检查结果显示为阴性，许警官才稍微松了口气，但距离半年观察期后的最终确认，还有较长时间的等待，许警官只能继续煎熬。

半年后，许警官的复查结果显示为阴性，确认没有感染艾滋病病毒。他和妻子心里高悬的石头终于落地，并将此事告知正在读大学的女儿。

（案例来源：四川新闻网，2017年7月10日）

【案例】遭遇艾滋病职业暴露的民警

王警官是××市第一个在执行任务过程中遭遇艾滋病职业暴露的民警。当他在抓捕一名携带艾滋病病毒的吸毒人员时，手指不慎被带血的吸毒针管刺破。

××年11月20日10时，王警官和辖区派出所的两位民警受命抓捕吸毒人员。到达抓捕现场时，二男一女三个年轻人正蹲在一处墙角用针管注射毒品。他叫三人挨墙站着，接着上前逐一搜身，当他搜到其中一名小伙子的裤袋时，右手无名指突然一阵刺痛，手指被对方揣在口袋内的吸毒针管刺破，一颗血珠冒了出来。当王警官听到对方承认自己有艾滋病的答复时，他立刻用嘴猛吸无名指，再把血吐出来，用清水不断冲洗伤口。

在将几人带回派出所的路上，王警官神色如常，但心脏却剧烈跳动。在省疾控中心艾滋病检测中心，该男子的抽血检验结果为艾滋病病毒阳性！王警官一时间头脑一片空白。省疾控中心医生要求王警官接受为期28天的预防性治疗，受伤后4小时他第一次预防性服药。这28天对王警官来说无比漫长……

12月18日，他在妻子的陪伴下来到省疾控中心，抽血检测结果为阴性，这一次的检测结果让他走出“感染艾滋”的巨大阴影，但是他还需要在8周、12周、6个月时再分别接受三次检测。

王警官告诉记者，以前他并不了解“职业暴露”，“我很幸运，能在第一时间接受职业暴露的预防性治疗，这样能大大降低感染病毒的概率”。此后，每次听说有同事要处理吸毒人员相关的案件时，王警官都会提醒对方小心受伤，受伤之后应该如何清理伤口，并尽快到医院接受预防治疗。

第二年3月，当王警官拿到艾滋病初筛呈阴性的结果之后，终于从“感染艾滋”的巨大阴影中走出来。

（案例来源：https://www.gdst110.gov.cn/article_1198.html）

【案例】抓捕毒贩被咬伤，虚惊一场

××年2月4日上午，××公安分局××派出所获得一条线索，在城区××街道有人贩卖毒品海洛因。于是，民警乔装成买家与对方联系，双方约定当天下午进行交易。

当天下午2时40分，经过事先部署，苏警官带领三名协警来到交易地点公交车站附近实施抓捕。在抓捕过程中，负责与毒贩交易的协警朱某一把从身后抱住对方，苏警官见状，立即上前亮明身份，合力进行围捕，而嫌疑人随即展开反抗，一口咬在苏警官的手臂上，将他死死咬住。苏警官顾不上疼痛，将嫌疑人抱摔在地。在现场警员的合力抓捕下，嫌疑人最终被成功制服。此时，苏警官的右手手臂已经鲜血直流，协警朱某的右手手掌被对方咬伤，协警林某手背也被对方抓伤。

在押解途中，嫌疑人冷不丁地说了一句：“我患有艾滋病和肺结核。”这句话着实让现场的所有人大吃了一惊。民警和协警立即赶到医院进行了简单的清创处理，并带嫌疑人邓某进行了体检，经过医生诊断，邓某系陈旧性肺结核，并已经痊愈，不具有传染性。

当晚7时50分，邓某被警方带至疾控中心做艾滋病病毒初筛，苏警官和两名受伤的协警也一同到疾控中心进行了血液检测。经过检测，邓某艾滋病病毒初筛呈阴性，大伙悬着的心终于放了下来。

（案例来源：浙江法制报，2017年2月6日）

第三部分

艾滋病的发生与传播

一、艾滋病的发生

1. 什么是艾滋病?

艾滋病的英文缩写是“AIDS”，又称获得性免疫缺陷综合征。它是由于感染了人类免疫缺陷病毒（简称HIV）后引起的一种致死性传染病。HIV主要破坏人体的免疫系统，使机体逐渐丧失抵抗外界病原体的能力，感染一般健康人所不易患的感染性疾病和肿瘤，最终导致死亡。

2. 艾滋病是怎样发现的?

1981年6月5日，美国疾病控制中心首先报告了5例有吸毒史的青年男同性恋者，明显消瘦、卡氏肺囊虫肺炎，咽部严重霉菌感染，表现出严重的免疫功能受损的症状和体征，以后相继在一个月内报告了314例病例，预示着一种新的疾病的流行，1982年该病被命名为“获得性免疫缺陷综合征”。

3. 人类免疫缺陷病毒（HIV）是怎么发现的?

自首次报告艾滋病以来，医学家们就致力于寻找该病的病因。1983年法国巴斯德研究院吕克·蒙塔里文从患者血液和淋巴腺中分离到一种新病毒，并证实这种新病毒引起的病症符合艾滋病的一切特征。1986年国际病毒分类委员会将它命名为“人类免疫缺陷病毒”（HIV）。

4. 什么是人类免疫缺陷病毒?

人类免疫缺陷病毒，即艾滋病（AIDS，获得性免疫缺陷综合征）病毒，是造成人类免疫系统缺陷的一种病毒。它是一种生存在人的血液中并攻击人体免疫系统的病毒。它把人体免疫系统中最重要的CD4+T淋巴细胞作为攻击目标，大量吞噬、破坏CD4+T淋巴细胞，从而使整个人体免疫系统遭到破坏，最终人体丧失对各种疾病的抵抗能力而导致死亡。

5. 为什么人类免疫缺陷病毒变异性极强?

人类免疫缺陷病毒颗粒呈球形或卵形，直径100—200nm，是一种逆转录病毒，具有很强的变异能力，能借助人体大量复制繁殖并释放出病毒，在它侵入被感染细胞后的6—8小时内，一个被感染细胞就可产生多达10000个新的人类免疫缺陷病毒颗粒。目前已发现有HIV-1和HIV-2两种类型和许多亚型。

对人类而言，病原微生物的变异越多，针对该病原微生物的疫苗研制工作越困难。人类免疫缺陷病毒变异极快，病毒中有20%的遗传物质甚至可因人而异。

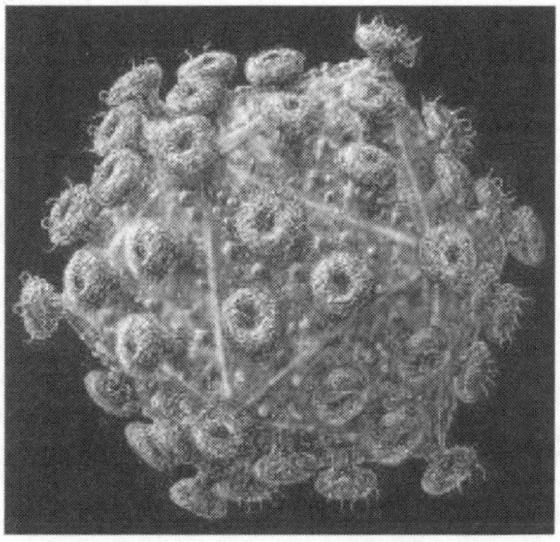

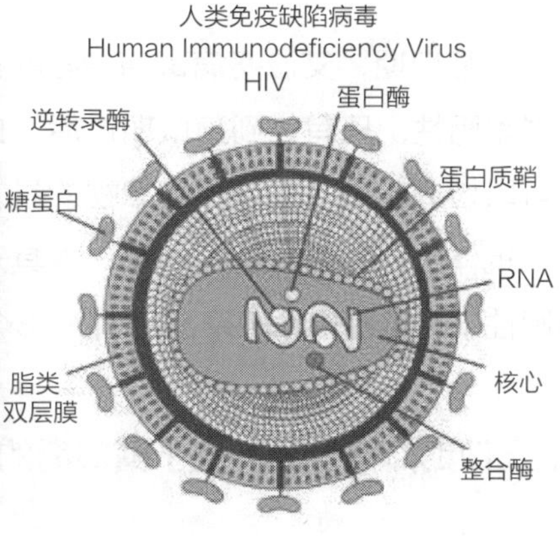

人类免疫缺陷病毒的简易图示

6. 艾滋病病毒感染后的发展过程有哪几个阶段?

艾滋病从感染病毒到发病有一个完整的发展过程，临床上将这个发展过程分为四个阶段：急性感染期或称为窗口期、潜伏期、艾滋病初期和典型的艾滋病期。不是每个感染者都会完整地出现四期表现，但每个疾病阶段的患者在临床上都可以见到。

7. 什么是艾滋病的急性感染期?

艾滋病急性感染期是指一个人感染艾滋病病毒后1—6周左右，由于艾滋病病毒大量复制而CD4细胞急剧下降，结果造成部分感染者出现艾滋病病毒病毒血症和免疫系统急性损伤所产生的临床症状，主要表现为全身性以及皮肤、神经系统和肠道的症状。艾滋病急性感染期内，症状一般比较轻微，持续五六天就会自动消失，所以容易被忽略。

艾滋病窗口期就处在这一时期。艾滋病病毒进入人体后，需要经过一段时间血液才会产生艾滋病病毒抗体，在此期间抗体检测呈阴性，这段时间即为窗口期。一般在2—3个月后，感染者的血液中才能检测出艾滋病病毒抗体。

8. 窗口期能检测出艾滋病病毒抗体吗?

在窗口期，艾滋病病毒感染者的血液检测查不到艾滋病病毒抗体，检测结果呈阴性。只有等到窗口期过后，血液中才会有足够数量的艾滋病病毒抗体可以检测出来。但是不能忽视的是，不同个体对艾滋病病毒的免疫反应不一，抗体出现的时间也不一致，尤其对近期具有高危行为的人，一次实验结果阴性不能轻易排除感染，应隔2—3个月再检查一次。

9. 窗口期如何计算? 处于窗口期的艾滋病病毒感染者有传染性吗?

窗口期的计算应从高危行为之时或是接受输血之时算起，也就是说，如果你是1月1日发生高危性行为或是接受输血，那么，你接受抗体检测的时间应该是从1月1日算起3个月后，也就是3月31日。在窗口期内，血液中可能检测不到病毒抗体，但感染者本人具有传染性。

10. 在急性感染期，被感染者有哪些身体症状？

在急性感染期，艾滋病病毒侵袭人体后的刺激所引起的反应包括：发热、皮疹、淋巴结肿大、乏力、出汗、恶心、呕吐、腹泻、咽炎等。绝大部分人在急性感染期甚至不出现任何症状，即使出现也只是轻微的、短暂的，不容易引起注意，容易被忽略。

11. 艾滋病的潜伏期是指什么？

从感染艾滋病病毒到发展为艾滋病病人，这一段时间，潜伏期可短至6个月，长至10年以上，通常为8至10年，这对早期发现病人及预防都带来了极大的困难。

潜伏期也叫作无症状期，感染者与未感染者无异，没有任何的临床症状。但无症状不代表处于安全期，在这一时期，艾滋病病毒仍然在大量繁殖，免疫系统逐渐遭受破坏，因此具有传染性。

12. 艾滋病前期是指什么？

艾滋病前期是指潜伏期后期由于人体免疫机能的衰退，感染者出现一些较轻的症状，并不是艾滋病的典型症状。

13. 艾滋病前期有哪些症状？

这个时期病人的主要临床表现有：感染者出现持续或间歇性的全身症状和轻微的机会性感染，即出现艾滋病相关综合征。全身症状包括持续性全身淋巴结肿大、乏力、厌食、发热、体重减轻、夜间盗汗、反复间歇性腹泻、血小板减少。较轻微感染多见于口腔、皮肤黏膜，包括口腔念珠菌病、口腔毛状黏膜、白斑、特发性口疮、牙龈炎；皮肤真菌感染、带状疱疹、单纯疱疹（生殖器疱疹）、毛囊炎、脂溢性皮炎、瘙痒性皮炎等。

14. 什么是典型的艾滋病期？

典型的艾滋病期是指艾滋病病毒感染的最终阶段，在这个时期的病人出现全身症状，免疫功能全面崩溃，发生各种致命性的机会性感染和恶性肿瘤，直至最后死亡。

15. 在典型的艾滋病期，病人有哪些身体症状？

这一时期病人表现的身体症状有：

（1）一般症状：即发热、乏力、全身不适、厌食、体重下降（>10%）、慢性腹泻、全身淋巴结肿大、肝脾肿大等。

（2）严重的免疫缺陷导致的各种机会性感染：单纯疱疹病毒引起的溃疡或支气管炎、肺炎、食道炎、卡氏肺孢子虫性肺炎等。

（3）神经系统症状：头晕、头痛、恶心、呕吐，也可表现为反复发作的癫痫、进行性痴呆、下肢瘫痪等。

（4）因免疫缺陷而继发的肿瘤。较常见的肿瘤有卡波西肉瘤（KS）和非何杰金氏淋巴瘤。

16. 哪些症状提示可能患有艾滋病？

艾滋病感染早期的常见症状包括：持续广泛淋巴结肿大，特别是颈、腋和腹股沟淋巴结；不明原因发热；乏力；体重下降；慢性腹泻；气促、干咳；皮肤、口腔斑点；咽、喉部白膜；头痛、视线模糊。当出现上述三个以上症状又有不洁性接触史、吸毒史、有偿供血史等时，应及时去医院检查。

17. 如何理解艾滋病的传染期?

艾滋病的传染期包括了窗口期、潜伏期、艾滋病前期和典型艾滋病期，不同时期的传染性和在传播流行中的作用不同。从病毒含量看，艾滋病病毒的传染性可因感染者所处的感染期不同而呈现不同的传染概率。典型艾滋病期病毒含量最高，其次为窗口期，再次为艾滋病前期，病毒含量最少的是潜伏期。但综合各种因素，在实际生活中传播可能性大小依次为，第一位为窗口期，第二位为艾滋病前期，第三位为潜伏期，最后才是典型艾滋病期。因为窗口期的病毒复制很快，但感染者没有明显症状；而典型艾滋病期的病人很容易被别人发现，发生高危行为的可能性较小。

18. 什么是艾滋病病毒感染者?

艾滋病病毒感染者，是指感染了艾滋病病毒，但没有任何临床表现或出现了症状但不足以诊断为艾滋病（按卫健委诊断标准）的人。他们在外表上和健康人一样，没有任何区别，但对他人有传染性。

19. 什么是艾滋病病人?

当艾滋病病毒在体内增长到一定数量时，人体免疫功能被破坏到一定程度，其他病原微生物就会乘虚而入，使其发生各种严重的感染，如腹泻、肺炎、念珠菌感染、神经系统的各种感染或肿瘤等。当出现的症状体征按照卫健委诊断标准足以诊断为艾滋病时，即称为艾滋病病人。

20. 为什么人的免疫系统受损就易感染病毒?

免疫系统是一个由免疫细胞（B细胞、T细胞、巨噬细胞等）和免疫器官构成的网状系统，它遍布整个人体，能自动对抗外来的有害物质，清除坏死细胞，并毁灭可能致癌的变异细胞。人类90%以上的疾病都与免疫系统失调有关，失调的免疫系统，不仅能降低人体抗感染的能力，还可能导致过敏及自体免疫疾病的发生。抵抗力降低，易患感冒或其他细菌或病毒引起的感染性疾病。

21. 艾滋病的发病机理是什么？

艾滋病病毒感染后的发病机理可归纳如下：

（1）艾滋病是由艾滋病病毒引起人体的免疫系统破坏，造成免疫防御功能减退而导致的疾病。

（2）人体有两种重要的免疫细胞，B淋巴细胞和T淋巴细胞。B淋巴细胞的主要功能是免疫保护，分泌抗体，对抗入侵体内的病原体，保卫机体健康；而T淋巴细胞可以发挥对靶细胞（微生物、肿瘤细胞等）的攻击作用，同时将信息传递给B淋巴细胞，发挥协同作用。

（3）表面有CD4+T分子的T淋巴细胞，是人体免疫系统中的一种重要的免疫细胞，正常人血液中的CD4细胞占淋巴细胞的42%，约800个/微升。在病原微生物侵入人体后，CD4+T淋巴细胞发出警报，一方面产生多种免疫分子参与战斗，另一方面作为指挥员和协调员，指挥、协调和辅助其他的免疫细胞作出反应。

（4）艾滋病病毒进入人体后能选择性地侵犯有CD4+受体的淋巴细胞，以CD4+T淋巴细胞为主。病毒在这类细胞中复制、增殖并破坏其结构，导致其功能减退、溶解死亡，从而导致包括B淋巴细胞在内的整个免疫系统出现异常，甚至最终崩溃。

（5）艾滋病病毒感染后，CD4+T淋巴细胞一旦下降至0.2 × 109/L（200细胞/μl）或更低时，感染者就可出现机会性感染和恶性肿瘤，最终导致死亡。

22. 什么是机会性感染？

一些侵袭率较低、致病率较弱的微生物，在人体免疫功能正常时不能致病，但当人体免疫功能降低时，则可能被这类微生物乘机侵袭并致病，故称作机会性感染。结核是艾滋病患者最常见的感染。

23. 如何才能准确地判断是否感染艾滋病?

对艾滋病的确诊，最重要也是最可靠的方法是根据检查者的血液检测是否为艾滋病病毒阳性结果来判定。如果怀疑自身感染艾滋病病毒，应该到当地的卫生检疫部门做详细检测，而不要自己乱下诊断，尤其是护士、护理员、警察等在从事艾滋病防治工作中，意外地被艾滋病病毒感染者或艾滋病病人的血液、体液污染了自己身体破损的皮肤，或被含有艾滋病病毒体液、血液的针头刺破皮肤等，有可能导致感染艾滋病的行为，一定要及时进行血液检测，以便及时防治。

24. 如果感染了艾滋病病毒，能否治愈?

艾滋病病毒感染者要经过数年，甚至长达10年或更长的潜伏期后才会发展成艾滋病病人，因机体抵抗力极度下降会出现多种感染，如带状疱疹、口腔霉菌感染、肺结核，特殊病原微生物引起的肠炎、肺炎、脑炎，念珠菌、肺孢子虫等多种病原体引起的严重感染等，后期常常发生恶性肿瘤，并发生长期消耗，以致全身衰竭而死亡。虽然全世界众多医学研究人员付出了巨大的努力，但至今尚未研制出根治艾滋病的特效药物，也没有可用于预防的有效疫苗。艾滋病的治疗重视综合治疗，包括一般治疗、抗病毒治疗、恢复或改善免疫功能的治疗及机会性感染和恶性肿瘤的治疗。

随着医疗技术的提高及可用药物的研制，近年来艾滋病的治疗水平已经发生巨大变化，目前虽然还不能彻底治愈艾滋病，但只要早发现、早诊断、早干预、早治疗，积极配合医嘱，就可以将艾滋病病毒控制在极低水平，传染性也处于较低状态，感染者的免疫机能可以多年维持在正常水平，与正常人一样工作、学习及生活。因此，感染艾滋病并不等于死亡。

二、艾滋病的传播

1. 艾滋病的传播应该具备哪几个条件?

艾滋病是一种传染性疾病，与其他传染病一样，它的传播必须具备三个条件：传播源、传播途径、易感人群。这三个条件同时存在、相互联系，才能构成艾滋病的传染。

2. 艾滋病的传染源是什么?

病人和无症状带毒者为艾滋病的传染源。无论是病人还是无症状的感染者皆有传染性，而无症状的感染者由于不易发现与管理，是更为重要的传染源。感染者在血清阳转前即有传染性，且传染性最强。迄今为止的研究发现，艾滋病病毒只能在人类体内生存，因此不存在其他动物传染源。

3. 艾滋病的传染源有哪些?

传染源是指体内有病原体生存、繁殖并能排出病原体的人和动物，包括传染病病人、病原携带者和受感染的动物。艾滋病的传染源包括艾滋病病人和艾滋病病毒感染者。

4. 艾滋病病毒在人体内是怎样分布的?

艾滋病病毒广泛存在于感染者的血液、精液、阴道分泌物以及唾液、尿液、乳汁、脑脊液和有神经症状者的脑组织中，血液、精液、阴道分泌物、乳汁、伤口渗出液中的浓度较高，具有很强的传染性。其他体液，如眼泪、唾液和汗液中病毒数量很少，一般不会导致艾滋病的传播。

5. 艾滋病通过哪些途径来传播？

艾滋病主要通过三个途径来传播，即性接触传播、血液传播、母婴传播。

（1）性接触传播。艾滋病会通过性接触传播，包括同性、异性、双性之间的性接触。艾滋病病毒感染者的精液和阴道分泌物中都含有大量的艾滋病病毒，在进行性接触时，性交部位的摩擦很容易造成生殖器黏膜的细微破损，病毒便乘虚而入，进入到未感染者的体内。性接触活动主要有阴道性交、肛门性交和口部性交，由于直肠的肠壁较阴道壁更容易破损，所以肛门性交的危险性比阴道性交的危险性更大。

（2）血液传播。在艾滋病病毒的传播途径中，血液传播艾滋病病毒是最直接、最快速的途径。输入被病毒污染的血液，使用了被血液污染而又未经严格消毒的注射器、针灸针、拔牙工具，都具有很高的危险性。如果与艾滋病病毒感染者共用一只未消毒的注射器，会被留在针头中的病毒所感染，尤其是在吸毒人群中，静脉注射毒品者共同使用一副注射器，会造成艾滋病的蔓延扩大。日常生活中经血液传播的途径包括：到消毒不彻底或根本不消毒的美容院理发、美容、文身；用不消毒的公用器具修脚等。因为这些器具很多人使用，而上述行为又极易造成皮肤破损，如果有一人是艾滋病患者或病毒携带者，其他人就很容易被感染。

（3）母婴传播。即感染了艾滋病病毒的母亲在产前、分娩过程中及产后哺乳过程中将病毒传染给了胎儿或婴儿。如果母亲为艾滋病病毒感染者，那么胎儿有可能在子宫内就感染了母亲携带的艾滋病病毒；在婴儿出生的时候，婴儿通过产道也可能被感染；母亲在给婴儿母乳喂养的时候，也会导致婴儿感染艾滋病病毒。

6. 什么人容易感染艾滋病？

（1）静脉吸毒者及其性伴；

（2）多性伴者（包括同性间和异性间）；

（3）性病患者；

（4）感染了艾滋病病毒的妇女所生的孩子。

7. 哪些人群是艾滋病的易感人群?

在流行病学的界定中，对某一传染病缺乏特异性免疫力的人称为易感者。目前，艾滋病病毒对于每一个人来说都是易感的，但不同人群作为一个整体对艾滋病病毒的易感染程度即人群的易感性高低是不一样的。有的人群易感性比较高，如吸毒人群、性工作者、男男性接触者等。

8. 什么是艾滋病的高危人群?

所谓的“高危”是对艾滋病病毒感染的危险度而言的，根据艾滋病在人群中的传播规律，我们将容易引起艾滋病病毒传播的行为，即与别人发生体液交换的行为，主要是性行为和共用注射器称为高危行为，而将发生这种高危行为频率较高的人群称为艾滋病的高危人群。

在我国，艾滋病的高危人群主要有：男男性接触者、卖淫嫖娼者、吸毒者、性病病人、非法有偿献血和无偿献血者、多次接受输血或应用血制品者、艾滋病病毒感染者的性伴侣、艾滋病病毒感染母亲所生的婴儿等。

9. 艾滋病的高危行为有哪些?

（1）通过性传播途径的高危行为有：无保护性交、多个性伙伴等。

（2）通过血液传播途径的高危行为有：静脉注射吸毒；与他人共用注射器或共用其他可刺破皮肤的器械；使用未经检测的血液或血制品。

（3）通过母婴传播途径的高危行为有：艾滋病病毒阳性的女性怀孕并生育；艾滋病病毒阳性的母亲哺乳，都可能引起孩子的艾滋病病毒感染。

10. 艾滋病性接触传染，病毒怎样进入人体?

男性及女性的性器官都是由很薄的黏膜覆盖，通过性接触，含有高浓度病毒的精液及阴道分泌物会直接接触到这些地方，因此在同性或异性性行为时（包括阴道性交、肛门性交及口部性交），病毒就能从一个人传到另一个人，若同时有性病、伤口或出血，就会增加传染的机会。

11. 哪种性交方式艾滋病感染的危险性大?

在性传播途径感染艾滋病病毒中，因性交方式不同，其危险程度由高到低依次为：肛门性交、阴道性交的女方、口部性交，在肛门性交和口部性交中，被插入方危险性高于插入方；在阴道性交中，女方危险性高于男方。

12. 如何理解“男男性接触者”？

男男性接触者（MSM）指在男性同性间发生性关系的人，不仅包括男性同性恋，还包括男性双性恋、男性卖淫人群，以及特殊环境下同性发生性行为的人。

13. 艾滋病病毒为何容易在男同性恋者之间传播呢?

（1）没有固定性伴侣。男男同性性行为者大多没有固定的性伴侣。拥有多名性伴侣往往是感染艾滋病或其他性病的主要原因。

（2）性交方式。男男同性性行为者通常采用肛门性交的方式，从而大大加剧了男男同性性行为者感染艾滋病的风险。由于直肠内的碱性环境很适宜于病毒的生存繁殖，而且肛肠的黏膜薄而娇嫩，其下有丰富的毛细血管，发生性行为时极易引起破损出血，肛门易发生炎症、破损，精液中带有艾滋病病毒的淋巴细胞容易通过破损的黏膜进入血液循环或淋巴系统，从而引起艾滋病的传播。

（3）不使用安全套。男男同性性行为者不注重使用安全套，安全套的使用率较低，只有40%左右，即使有安全套作为辅助，也不能全然避免病毒的感染。

（4）润滑剂因素。男男同性性行为由于器官构造特殊性，在同性性行为过程中，往往需要借助润滑剂，很多润滑剂由于含有凡士林一类的矿物油，反而在性交中极易导致破裂，由此便又加大了艾滋病病毒侵入人体的危险性。

14. 口部性交能感染性病、艾滋病吗?

能。与肛门性交或阴道性交比较，口部性交的危险性相对较低。由于口部性交是用口部接触对方的性器官，难免有牙龈炎、口腔溃疡等口腔常见病，外生殖器也难免在口交时被对方的牙齿划伤，极小的伤口、溃疡或擦伤就可能成为病毒进入的门户。口交还可感染淋菌性咽炎、口腔咽部的尖锐湿疣、梅毒等性病。

【拓展】

“不只是男同性恋者有口部性交行为。我们需要知道，口部性交是有危险的，一些人把口部性交行为作为阴道性交的另类选择。”美国疾病控制和预防中心艾滋病负责人Helene Gayle博士说，“我们知道，唯一安全的性行为是完全禁欲或与一个没有感染艾滋病病毒的伴侣保持相互的性忠贞。其他的行为都有一定程度的危险。把口部性交作为安全性行为可能带来不幸的事情。”免疫疾病和传染病研究所主任Anthony Fauci博士补充道，“我们公共卫生的许多同行一直在告诫人们要注意没有保护的口部性交行为”。

15. 为什么说多性伴者更容易感染艾滋病?

多性伴者包括男男同性恋、双性恋、婚外恋、性乱交等。这些人经常更换性伴侣，接触艾滋病病毒感染者的机会就会大大增加，因此也就更容易感染艾滋病病毒。

【资料】

广州大学城某大学在校大一学生感染艾滋病的消息引起社会关注。这名刚上大一的18岁男生是体检时查出携带艾滋病病毒的。医生通过调查传染途径了解到，曾和该男生发生性接触的不止一人："他光固定女友就有两个，其他还有网友、性工作者等。"事后，该男生坦言"十分后悔"，还一一去追寻过导致自己感染艾滋病的"罪魁祸首"，但没有结果，因为有些性接触的对象根本没有留下名字、电话，有的只是一面之交。目前该男生定期看门诊，接受治疗。

广东省艾滋病治疗专家组副组长、广州市第八人民医院感染科主任表示，学生在大学期间感染艾滋病的情况并不鲜见。据对在册的、年龄在30岁以下的艾滋病患者的分析：艾滋病的潜伏期是10年左右，如此推算，该批人群大多数时候是在大学期间感染的。究其原因，与大学生本身是性活跃群体，且思想开放、多性伴侣的特点有关。

16. 体外射精能预防艾滋病吗?

没有戴安全套进行性行为，风险是十分高的，即使在射精前抽出阴茎也同样会受到感染。

17. 冲洗阴道能预防艾滋病吗?

阴道内皱褶很多，即使用消毒液冲洗也不可能把细菌病毒冲洗干净或杀灭，尤其是在冲洗前病原体就可以进入人体使人受传染，所以高危性交（即和不知是否已染上艾滋病病毒的人性交）后冲洗阴道是不可能预防艾滋病的。

18. 经性接触传播艾滋病病毒的情况如何?

经性接触传播是目前全球主要的艾滋病传播途径，全球70%—80%的感染者通过性传播途径感染，其中异性间性接触传播占70%以上，男同性性接触传播占5%—10%。我国新发现的艾滋病感染者有93%是性传播，其中，男男同性传播占28%。

19. 艾滋病经性接触途径传播中，女性与男性有什么差别？

女性同性恋常与艾滋病无关，因为女同性恋的性伴较固定且很少体液交换。在异性性交中，女性较男性更易感染，男性传给女性的概率是女性传给男性概率的2—4倍。

20. 性病主要指哪些疾病？

性传播疾病，指主要通过性行为及性接触传染的各种微生物引起的传染疾病。该类疾病可涉及全身主要器官的病变，使口、咽、肛门、直肠等部位感染受累，是严重危害人群身心健康的传染性疾病。

《性病防治管理办法》第2条规定："性病是以性接触为主要传播途径的疾病。本办法所称性病包括以下几类：（一）《传染病防治法》规定的乙类传染病中的梅毒和淋病；（二）生殖道沙眼衣原体感染、尖锐湿疣、生殖器疱疹；（三）卫生部根据疾病危害程度、流行情况等因素，确定需要管理的其他性病。艾滋病防治管理工作依照《艾滋病防治条例》的有关规定执行。"

21. 在艾滋病的高危人群中，为什么性病人群比起普通人更容易感染艾滋病呢？

首先，几乎所有的性病主要是通过性接触传染的，而这也是艾滋病病毒的主要传播途径。性病患者与艾滋病病人通常发生于性活跃阶段的青壮年，处于相似的特定人群中。其次，性病患者多在阴部及外生殖器部位患有炎症或糜烂、溃疡（如梅毒、生殖器疱疹），为艾滋病病毒的侵入提供了有利的条件，使其很容易进入人体并迅速蔓延。而且，艾滋病病毒也改变了一些性病发生、发展的病程。因此，性病可以促进艾滋病的传播，同时性病患者由于机体免疫防御系统受到破坏，又可以加快和加剧艾滋病的发病。再次，性病病原体感染人时，往往引起炎症反应，而炎症又使淋巴细胞增多，由于淋巴细胞是艾滋病病毒进攻的靶细胞，因此它的迅速增加起到了吸引艾滋病病毒入侵的作用。最后，性病患者主要通过性乱、不安全性行为而感染，而其接触的性伴侣可能感染多种性病。同样，也可能合并感染艾滋病病毒。

22. 在艾滋病的传播中，为什么卖淫嫖娼者属于高危人群？

“嫖娼、卖淫”是一个相对概念，是从不同主体的角度对同一种行为的表述。嫖娼是指以付出金钱、财物作为交换条件与异性或同性发生的不正当性行为；卖淫是指以收取金钱、财物作为交换条件与嫖娼者自愿发生的不正当性行为。在艾滋病的传播中，卖淫嫖娼者无疑是高危人群，因受法律的限制和道德的谴责，这类人群具有很强的隐蔽性。中国人民大学性社会学教授潘绥铭关于性伴侣数进行了相关调查，表明全国85%的男性嫖娼者除了与卖淫者和自己的妻子有性关系外，还和其他女性有性关系，这就使得嫖娼者成为艾滋病病毒传播的第一媒介。

当前，一些非正规经营的娱乐、服务场所，以陪酒、陪舞、异性按摩等招徕顾客，提供特殊服务。有的男性嫖娼者采用“包娼”形式，长期与较固定的对象嫖宿；有些企业为了加强业务往来实施“色情公关”手段等。这都是传播性病、艾滋病的高危人群。

23. 为什么有偿献血比无偿献血更容易感染艾滋病病毒？

有偿献血是否会感染艾滋病，主要取决于采血的器材是否为一次性的针管。正规的无偿献血采用的都是一次性的针管等，比较安全。有偿献血人员大部分都是较贫困的人员，他们通过卖血赚取钱财，往往疏于对采血医院、采血器材的卫生条件的考虑，选择去“问题血站”（个体经营血站），在采血过程中易出现交叉感染。

24. 经血液传播艾滋病病毒，传播概率是多大？

（1）静脉注射吸毒：静脉吸毒者共用注射器或消毒不严是感染艾滋病的危险行为。共用注射器静脉注射吸毒的感染率几乎为100%。

（2）接受血液或血制品：主要是指接受艾滋病病毒污染的血液或血制品，单次暴露的传染概率接近100%。

（3）医源性感染：主要是指医疗器具不洁，造成接受医疗服务者感染艾滋病，其中也包括医护人员在提供医疗服务时，暴露于感染者/患者的体液而导致感染艾滋病。不慎被艾滋病病毒污染的器具（如针头）刺伤皮肤，或黏膜直接接触到含有艾滋病病毒的体液，单次暴露的传染概率为0.3%—0.5%。

25. 美容、理发、文身会感染艾滋病吗?

任何用具，只要是共用的、能刺破皮肤，又不能保证严格消毒，都存在感染艾滋病的可能性。因此，在美容、理发、文身、修面时（特别是用剃刀修面时），要确定所用的器械已经过严格消毒。

26. 输血、注射、拔牙会感染艾滋病吗?

如果所输的血液经过严格的检测、注射用具能够做到一人一针一管、治牙用具也真正做到一人一套并且严格消毒钻头，感染艾滋病病毒的机会是微乎其微的。如果行医者没有严格执行血液检验及医疗消毒制度，仍有感染艾滋病病毒的可能性。

27. 吸毒的人为什么感染艾滋病的危险性大?

经口吸毒不传播艾滋病，但随着毒瘾加大都会从口吸改为静脉注射吸毒。吸毒者为了尽可能用完针管内残留的毒品，常把自己的血液回抽到针管中反复冲洗，从而使针管内壁附着了血液。如果其他人再使用此注射器而不消毒，或消毒不彻底，就极易被感染。一旦病毒进入这样一个高频率共享针头或注射器的人群，艾滋病病毒便可能在静脉吸毒者中传播。在全球各地，这一类吸毒者感染艾滋病病毒的人数在持续上升。部分吸毒者为获取毒资而进行性交易，也加速了艾滋病病毒的传播，已感染的吸毒者还可以通过性接触传播或母婴垂直传播使艾滋病病毒不断蔓延。

在不同地区，由于社会文化、风俗和生活方式的不同，因吸毒而染上艾滋病病毒的比例也大不一样。美国大部分艾滋病病人来自男性同性恋者和双性恋者，而在欧洲来自吸毒的艾滋病患者较多。由于吸毒者使用未消毒的针头，还可染上其他传染病如乙型肝炎等，并对免疫功能造成直接损害，从而使吸毒者更易成为艾滋病病毒的攻击对象。

28. 针灸及器官移植能传播艾滋病吗?

针灸时如共用或使用了被艾滋病病毒污染而未彻底消毒的针器，接受艾滋病病毒感染者或艾滋病病人的器官移植，都会感染艾滋病病毒。

29. 为什么要避免不必要的输血和注射?

因为感染艾滋病病毒后，1—4周甚至更长时间才能从血液中检测出艾滋病病毒抗体，但在测出抗体之前已具有传染性，因此要尽量避免不必要的输血和注射。

30. 血友病患者为何易染艾滋病?

血友病患者需要长期不断地接受浓缩的第VIII和第IX凝血因子的血液制品，控制病情恶化。而每一份浓缩的血制品都需要从5000—12000份供体的血液提取配制而成，每一名血友病患者一年中需要注射的血制品大约需10万份供体供给。这样，就大大增加了感染艾滋病病毒的机会。

31. 母婴途径传播艾滋病病毒概率是多少?

艾滋病病毒感染者母亲，可以在妊娠期间、分娩过程中和产后哺乳等情况下将艾滋病病毒传染给胎儿或婴儿，未采取任何阻断措施时，母婴传播艾滋病病毒的概率约为30%。

32. 日常生活中与艾滋病病人的一般接触会感染艾滋病病毒吗？

日常生活中与艾滋病病人的一般接触是不会感染艾滋病病毒的。下面这些行为，都不会传播艾滋病病毒：

（1）与艾滋病病毒感染者握手、拥抱、抚摸、礼节性接吻；

（2）与艾滋病病毒感染者一起吃饭、喝饮料以及共用碗筷、杯子；

（3）与艾滋病病毒感染者一起使用公共设施，如厕所、游泳池、公共浴池、电话机、公共汽车；

（4）与艾滋病病毒感染者一起居住、劳动，共用劳动工具，上同一所学校；

（5）购物、使用钞票；

（6）咳嗽、打喷嚏、流泪、出汗；

（7）蚊子、苍蝇、蟑螂等昆虫叮咬。

33. 蚊子是否会传播艾滋病？

艾滋病病毒在蚊子体内既不发育也不繁殖，不会通过生物性的方式传播；蚊子在吸血前，先由唾液管吐出唾液，由食管吸入血液，血液的吸入是单向的，吸入后不会再吐出。蚊子嘴上残留血液量微少，不足以引起感染，带有艾滋病病毒的血液，在2—3天内即可被蚊子消化、破坏，蚊子一旦吸饱血后，要完全消化后才会再叮人吸血，因此完全不必担心蚊子传播艾滋病。

34. 接吻为什么不会感染艾滋病？

一般性接吻（礼节性、社交性）和深吻时双方有唾液交换、口腔均无破损的情况下是相对安全的。若深吻时口腔有破损和出血，就有一定的危险性。

35. 游泳为什么不会传播性病？

梅毒、淋病、尖锐湿疣等性病病原体在人体外对各种理化因素抵抗力都相当弱，离开了人体很快就会死亡，所以游泳不会传播上述疾病。但在游泳时借用他人的游泳裤，浴巾或衣物存放时未加保护，则可能发生交叉感染。

36. 在游泳池游泳有感染艾滋病病毒的危险吗?

在游泳池里不可能感染上艾滋病病毒。因为艾滋病病毒要进入人体的血液系统或淋巴系统才能引起感染，而在游泳池里，艾滋病病毒不能穿过皮肤进入人体内。即使游泳池水中含有艾滋病病毒，其单位体积中所含病毒量也极低，而且池水中含有漂白粉，能很快杀死艾滋病病毒。

37. 与艾滋病病人共用一个水杯为什么不会感染艾滋病病毒?

从理论上讲，一杯水中的唾液是极微量的，加上已经过饮水的稀释和艾滋病病毒脱离人体便难以生存的虚弱特质，与艾滋病病毒感染者共用一个水杯是不可能造成感染的。

38. 接触纸币、硬币及票证等，为什么不会传染艾滋病?

纸币、硬币及票证等表面有大量细菌，也可能被艾滋病病毒感染者体液污染，但由于艾滋病病毒离开人体不能存活，以及缺乏有效的传播途径，所以它们是不可能造成艾滋病病毒传播的。

39. 唾液中有艾滋病病毒吗?

唾液中可查到艾滋病病毒，但病毒量是很少的，不足以造成艾滋病病毒传播。

40. 吮吸乳头会感染艾滋病吗?

如果没有吮吸到乳汁或血液，就不会造成感染。

41. 哪种方式是我国艾滋病传播最主要的方式?

20世纪90年代，血液传播是最主要的传播途径。一方面是吸毒者静脉注射共用注射器；另一方面是无知和贫穷，让采血浆成为谋生的手段，他们认为找到了挣钱的门路，却不料，因此行为染病走上了不归路。这一行为不仅会感染艾滋病，还会感染乙肝、丙肝等病毒。近年来，国家对输注血液制品有了非常严格的管理规定，非法卖血现象极少，共用注射器吸毒感染也下降到了3%，血液传播日渐减少。随着医疗事业的发展，母婴途径传播艾滋病也得到了有效的控制，使其传播的可能性减少。性传播却成了当下艾滋病病毒主要的传播途径。目前，性观念趋于开放，但性的相关知识相对滞后，自我保护意识不强，导致不安全性行为的发生。艾滋病病毒感染者的精液或阴道分泌物中含有大量的病毒，无论是同性还是异性之间的性接触，都会导致艾滋病的传播。

【资料】

据联合国艾滋病规划署统计，截至2022年底，全球现存艾滋病患者3900万例，2022年新发艾滋病感染者130万例，死亡人数63万例，约有2980万人正在接受抗逆转录病毒治疗。在中国，截至2022年底，现存艾滋病患者122.3万例，2022年新发艾滋病感染者10.7万例，同年报告死亡人数3万例。目前，艾滋病经输血传播基本阻断，经静脉吸毒传播和母婴传播得到有效控制，性接触传播成为主要传播途径，2021年1月—10月，全国报告艾滋病感染者11.1万例，性接触传播占97%。

42. 如果艾滋病感染者想要生育孩子怎么办?

相关调查表明，如果已经感染艾滋病的妇女怀孕了，那么，她所生的孩子将有30%的概率是个艾滋病感染者。目前，通过有效的医学手段，可以将艾滋病的母婴传播概率降低至5%左右。因此，感染艾滋病的妇女如果想要孩子，一定要寻求妇幼医生的帮助，以降低孩子感染艾滋病的风险。

43. 为什么青少年成为艾滋病的脆弱人群?

青少年正处于生理活跃时期，心理发育还未完全成熟，知识尚不完整，性观念又比较趋于开放，自我保护意识不强，缺乏相关的经验和知识来抗击艾滋病，因此青少年感染艾滋病病毒的主要途径是不安全性行为和多性伴侣行为。性传播是当下艾滋病病毒主要的传播途径，所以青少年成了艾滋病的高危易感人群。另外，青少年处于人生特殊时期，受猎奇心理、群体亚文化的影响，他们可能去接触毒品、吸食毒品，也使青少年群体成为艾滋病的脆弱人群。尤其是现在的在校大学生，他们虽然都普遍知道艾滋病的基本知识，但是并不知道如何正确预防艾滋病。不安全的性行为（尤其是校园的男男同性性行为）和吸食毒品的行为，使大学生群体成为艾滋病的高发人群。

第四部分

艾滋病流行及其社会影响

一、艾滋病的流行趋势

1. 全球艾滋病流行状况如何?

全球艾滋病流行形势总体仍呈严峻趋势。从1981年第一例艾滋病感染者被发现开始，艾滋病迅速向全球蔓延。在世界范围内，艾滋病在不同的国家和地区的流行情况有所差异，非洲是艾滋病流行的发源地和重灾区，撒哈拉南部的非洲国家是目前艾滋病流行最严重的地区，亚洲是艾滋病传播最快的地区，西欧、北美和澳大利亚的艾滋病流行已进入平稳发展阶段。联合国艾滋病规划署官方网站显示，自1981年首次报告艾滋病病例以来，已有7800万人感染艾滋病病毒，3500万人死于与艾滋病有关的疾病。根据联合国艾滋病规划署发布的《2023全球艾滋病防治进展报告——终结艾滋病之路》显示，截至2022年底，全球现存艾滋病病毒感染者3900万例，2022年新发艾滋病感染者130万例，63万死于艾滋病相关疾病。接受抗逆转录病毒治疗人数从2010年的770万上升到2022年的2980万，增加了4倍。随着越来越多的人获得拯救生命的治疗，每年的死亡人数都在快速下降，但仍有1000万人没有获得救命的抗逆转录病毒药物。

2. 全球艾滋病病毒感染者存活状况如何?

联合国艾滋病规划署报告，2022年全世界存活艾滋病病毒携带者及艾滋病患者共3900万，新感染130万，全世界各地区均有流行，但97%以上在中、低收入国家，尤以非洲、亚洲为重。而根据联合国艾滋病规划署2005年的评估报告，2005年底，全球存活艾滋病病毒感染者和艾滋病病人约为4030万人，2005年全球新感染人数达490万，每天新感染人数约为14000人。因此，全球艾滋病防治工作已经取得长足的进步。

3. 全球艾滋病死亡状况如何?

根据联合国艾滋病规划署的评估报告，2022年全年全球艾滋病相关死亡62万人，这个数字从2005年的190万下降了近67%。因此，由于艾滋病治疗水平大大提高，艾滋病的死亡威胁已经大大下降，只要早预防、早发现、早诊断及早治疗，艾滋病是一种可防可控的疾病。

4. 中国艾滋病经历了怎样的流行历程?

我国艾滋病流行可划分为三个时期：1985—1988年被称为输入散发期；1989—1994年被称为局部流行期，主要在部分边境地区流行，以静脉注射吸毒者聚集性为标志；1995年至今被称为广泛流行期。目前，我国每个省（自治区、直辖市）均有艾滋病病例发现，且数量在不断增加。传播途径由此前的血液传播发展为目前的性传播为主，风险人群由小众变为大众。流行地区由农村为主变为农村和城市并行。从年龄分布看，过去是青壮年为主，现在则变为全年龄组。另外，男同人群、青年学生当中发现病例数量增加得比较快，男同性恋以城市为主，异性人群可以扩展到所有地区，老年男性在农村地区增长比较快。

5. 目前我国艾滋病流行状况如何?

国家卫健委疾病预防控制局发布的最新数据显示，截至2022年底，我国报告存活艾滋病感染者122.3万例，基本阻断了经输血和血制品传播，有效控制了经注射吸毒传播和母婴传播。我国艾滋病疫情持续控制在低流行水平。

6. 近三年我国新发生艾滋病病毒感染和艾滋病死亡情况如何?

根据国家疾控中心发布的数据显示，近三年我国艾滋病发病数逐年下降，2022年全国总计艾滋病发病数10.7万例；2021年1月—10月全国总计艾滋病发病数11.1万例；2020年全国总计艾滋病发病数13.2万例。近三年我国艾滋病相关死亡人数每年约3万例左右。

7. 近年来我国新发现艾滋病感染病例中传播途径构成情况如何?

根据国家疾控中心发布的数据显示，2022年我国新报告艾滋病病例中性接触传播占97%；2021年1月—10月份报告的艾滋病感染者是11.1万例，其中异性性接触传播占71%，同性性接触传播占26%，两者加在一起，也就是性接触传播占报告病例的97%。异性性接触传播是当前影响我国艾滋病流行的最主要因素。

8. 目前我国艾滋病传播流行的特点是什么?

目前我国艾滋病传播流行的特点是：艾滋病保持低流行趋势，流行范围广，地区差异大，流行因素复杂，防控形势严峻；艾滋病疫情总体仍呈上升趋势；三种传播途径并存，性传播是主要传播途径，男男同性性行为感染者和老年感染者报告数逐年上升；艾滋病发病及死亡情况严重；艾滋病从高危人群向一般人群扩散；艾滋病疫情存在进一步蔓延的危险。

9. 我国艾滋病疫情不同地区情况如何?

国家疾控中心发布的数据显示：其一，九成以上县区有感染病例。2021年全国总体疫情控制在低流行水平，但区域流行程度不平衡。2017年在全国的31个省（市区），全国九成以上（98.2%）的县区均有病例出现，其中有5个省（区）的感染者超过了5万例。其二，性传播占比九成以上，男男性行为传播占三成左右。目前，我国艾滋病疫情基本保持稳定，全国范围经性行为传播艾滋病病毒仍占相当大的比例。其三，病毒抑制率达九成，艾滋病抗病毒治疗人数明显增加，病死率显著降低。全国目前已形成检测治疗服务网络，基本实现了艾滋病检测不出乡、抗病毒治疗不出县。尽早开展抗病毒治疗有助于降低感染者的病毒水平，可以降低传播风险。因此，艾滋病检测十分必要。

10. 我国艾滋病以性接触传播为主的流行趋势如何?

2022年新发现的艾滋病病毒感染者/艾滋病病人中，经性接触传播为97%，而2005年的性接触传播途径仅为49.8%，性接触传播已成为艾滋病在我国传播的主要途径。同时，男男同性恋感染率持续上升，局部地区上升势头猛烈；青少年和老年人艾滋病感染率不断增加；从发病年龄来看，仍以青壮年为主，其中20—49岁年龄组占累计存活病例数的近七成。卖淫嫖娼等违法犯罪活动、合成毒品滥用、不良性行为和不安全性行为、社交软件等新媒体的普遍使用等诸多因素加大了艾滋病经性接触传播的风险。

11.艾滋病同性性行为传播的流行趋势如何?

同性性行为传播在2005年仅占7.3%，在2014年约占13%，在2015年约占15.1%，在2017年约占25.5%，2019年1月—10月占23.0%，2021年占26%。从艾滋病感染构成比来看，除了异性性行为传播，同性性行为传播已经成为艾滋病流行的第二种传播途径，并且男男性行为传播的增长趋势相当迅猛，在同性性行为传播中占比较大。举例说明，假如一方被艾滋病病毒感染，一方没有，女女性行为感染概率是1/800，男女性行为感染概率是1/400，男男性行为感染概率是1/40，并且在100个男男性行为者中，有5个人会感染艾滋病。

【资料】

北京某医院门诊一位20岁左右的小伙子，脸上、身上长满了红色的疹子，描述病史时了解到，之前在某医院当成普通的皮炎治了两个月也没好转，后来去查血清结果显示艾滋病抗体阳性，就转院来到这里。仔细检查后发现，他面部、躯干、四肢都可以见到暗红色的皮疹，尤其是手心及足底，有指甲大小的暗红色皮疹分布，还有少许脱屑，正是典型的二期梅毒症状。经过询问后得知，他两个月前曾与同性有过高危性行为。随后让他做了个梅毒血清化验，结果为艾滋病合并梅毒。

12. 老年男性感染艾滋病的流行趋势如何?

随着我国逐渐往老龄化社会发展，老年男性艾滋病感染率以逐年上升的趋势呈现，尤以50岁以上老年人居多，我国每年新报告病例中，50岁及以上占比从2011年的22%上升到2020年的44%，其中异性性接触传播占比为90%。主要原因是大部分老年男性丧偶、离婚，配偶绝经，子女不能陪同在老年人身边，使老年男性出现心理无寄托、心理空虚等情况，容易发生嫖娼或者婚外性行为等，加上安全套使用率不高、自我保护意识差等因素，在一定程度上增加了艾滋病以及性病的感染率。

【资料】

68岁的老王，因老伴过世，内心空虚寂寞，没经住诱惑，和“站街女”发生了性行为。没想到，今年8月查出了感染艾滋病病毒。老王所在城市2017年新发病例中50岁以上感染者占比例23.5%，而60岁以上感染者占2017年新发现数的23%，即当地约每4个艾滋病感染者中有一个是老年人。

二、艾滋病的社会影响

1. 艾滋病的影响及危害有哪些?

艾滋病不仅是一种带有传染性的疾病，它还有很强的社会属性。艾滋病的流行不仅给个人、家庭、社会造成直接伤害和经济损失，还严重影响国民经济的发展和社会安定团结。

一是对感染者自身的危害。目前艾滋病已成为一种可控的慢性病，但仍有相当一部分患者因未及时诊治、病毒耐药或药物的副作用等原因而死亡或致残。同时，社会对感染者的歧视，也常常给感染者带来沉重的精神压力。

二是对他人的危害。感染者无保护的性行为、多个性伴、共用针具静脉吸毒及经过母婴途径传播等可将病毒传染给其他人。

三是对家庭的危害。虽然我国早已实施对艾滋病病毒感染者“四免一关怀”的政策，但晚期并发症的治疗仍可能给家庭和社会带来沉重的经济负担和社会问题。

四是对社会的危害。艾滋病的主要感染者年龄为15—49岁，造成社会劳动人口的大量减少，严重影响社会经济的发展；艾滋病高感染率、高病死率，以及大量婴儿感染死亡，造成社会人口构成的变化和期望寿命的缩短；成人死亡率高，大量艾滋病孤儿的存在，给社会、国家增加负担；对艾滋病感染者、病人的歧视和偏见带来严重的社会安定问题；医疗费用的增加也给家庭、社会、国家带来沉重负担。

2. 艾滋病的流行对个人有什么影响?

艾滋病至今没有彻底治愈的办法，一旦患上艾滋病，就相当于永久携带艾滋病病毒。由于艾滋病对感染者的生命造成威胁，同时又具有极强的传染性，因此在很多国家里，艾滋病被视为耻辱的疾病，艾滋病感染者被烙上耻辱的烙印后导致他们日常活动减少，他们面对的不仅仅是身体上的折磨，同时还得承受更多精神上的压力。

艾滋病对个人的影响主要包括对个人健康和生活的影响、对就业与工作的影响、对社会交往的影响、对社会经济地位的影响、对精神心理健康的影响等。艾滋病经过一定的潜伏期后发病，导致人体健康状况、生活质量下降，生活行为能力降低，对正常生活造成较大影响。艾滋病感染者在发病前和发病后，有可能部分或全部丧失劳动能力，不能再从事生产劳作或学习，再加上周围人对艾滋病的恐惧和歧视，艾滋病患者容易失去工作，其收入下降。艾滋病患者社会交往频度降低不但与其自身害怕社会歧视、自卑等主观因素有关，而且还与周围人群害怕被传染等因素有关。这些都说明艾滋病不仅对患者个人身体健康状况产生较大影响，而且更重要的是影响其社会交往，进而影响其心理健康，使其身心健康受到损害。有些患者甚至会因为绝望而做出威胁他人生命与财产安全、自杀或者报复社会等一系列过激行为。

3. 艾滋病对婚姻和家庭有什么影响?

目前，我国艾滋病疫情处于总体低流行、特定人群和局部地区高流行的态势，且由高危人群向一般人群扩散的趋势已经显现。这不仅使个人的身体健康和心理健康受到影响，也使得艾滋病感染者的婚姻和家庭受到冲击。艾滋病给感染者及其家庭带来了家庭结构改变、家庭功能削弱、贫困加剧、家庭消费结构改变等一系列问题。有关研究表明，艾滋病感染者未婚、离异、丧偶和再婚的比例均明显高于非感染者；感染者家庭中儿童就学率明显低于非感染者家庭，而老年人的劳动参与率则明显高于非感染者家庭，对家庭幸福和儿童成长造成了不利影响。艾滋病破坏了感染者正常的婚姻状态，婚姻状况的不稳定以及疾病所带来的各种压力，使得更多的成年感染者需要得到父母的照顾，这些都意味着家庭功能的削弱甚至是丧失，使得儿童接受教育和老人养老都得不到保障，同时还带来更为严重的社会经济负担问题。

4. 艾滋病对收入和职业有什么影响?

收入水平和职业状况通常是决定个人社会地位的重要指标，也是影响生活水平和生活质量的决定性因素。在我国，大部分艾滋病病毒感染者或艾滋病病人均处于青壮年阶段，是人一生中最具有劳动能力的时期，他们往往是家庭中的主要劳动力，但由于感染艾滋病所造成的劳动能力下降甚至丧失，加之社会上存在的对感染者的歧视、排斥等现象，一些感染者可能被迫更换工作甚至失业，给家庭收入带来明显损失。而生活在受艾滋病影响家庭中的非感染者，也可能因为需要照料病人或社会歧视等因素而影响工作或收入，或不得不承担更多供养家庭的责任。通过对感染者家庭及非感染者家庭的收入、劳动参与率、家庭得到的救助情况和选择的应对方式等方面进行对比分析发现，感染者家庭的家庭年收入和人均收入均显著低于非感染者家庭，大部分感染者家庭生活在低收入阶层中。此外，从收入结构上看，感染者家庭的收入主要来源于种植、养殖和外出打工收入，救助收入所占比例高于非感染者家庭。艾滋病导致感染者的就业状况发生变化，与刚确认感染时相比，感染者中无业人员的比例明显增加，外出打工的比例明显下降，感染者个人收入有所减少。为了弥补家庭收入损失，感染者家庭中的儿童和老人不得不承担更多额外负担，其家庭中15岁以下儿童和60岁以上老人的劳动参与率均高于非感染者家庭中的同类人群。

5. 艾滋病的流行对家庭消费和经济有什么影响?

由于艾滋病的流行，艾滋病病毒感染者及其家庭的医疗费用大大增加，一些艾滋病病毒感染者部分或全部丧失劳动能力，有的因为社会歧视而失业或失学、农产品卖不出去，收入大大减少，许多家庭一贫如洗，甚至家破人亡。目前，对艾滋病病毒感染者的家庭经济产生主要影响的因素有劳动力改变、家庭经济收入减少以及消费结构的改变。

第一，对劳动力的影响表现在削弱家庭劳动力和劳动类型转变两个方面。艾滋病的传播与流行主要是以青壮年人群为主。因为艾滋病病毒感染者或艾滋病患者的健康水平下降、病情恶化、压力增大导致其失业情况加剧，致使他们的家庭生活变得更加困难。家庭中青壮年劳动力的损失直接削弱了家庭主要经济来源，儿童、老人承担了更多的照顾负担，甚至出现孤儿和孤老等问题。此外，由于感染艾滋病病毒后，人体的免疫系统受到破坏，患者不得不以休息的方式来预防外界的疾病攻击。感染者在这方面造成的损失不得不由家庭的其他成员去弥补。劳动类型的转变间接地影响了家庭的经济收入，增加了家庭的经济负担。

第二，对家庭收入的影响表现在家庭收入的损失、治疗费用增加、丧葬费的耗资三个方面。由于大多数艾滋病病毒感染者出现在15岁—49岁年龄段的劳动人群。生产劳动力的减少，直接影响到一个家庭的经济收入。艾滋病本来就是一个高治疗费用的疾病，昂贵的治疗费用使得家庭收入间接地减少。治疗费用增加、丧葬费的耗资，加剧了家庭的贫困。

第三，消费结构的改变也影响家庭经济。由于艾滋病对家庭经济的严重影响，艾滋病家庭不得不通过消费的转换来缓解家庭的困难。此外，当艾滋病病毒感染者进入发病期时，家庭医疗负担和照顾负担显著增加，直接导致子女辍学或其他家庭成员误工的情况发生，由于社会性别的影响，女孩或妇女往往承受更多的压力，会做出更大的牺牲，而失去成年子女的老人所面临的境遇更加悲惨。

6. 艾滋病的流行对老年人有什么影响?

研究表明，艾滋病的流行对老年人有直接影响（自身感染）和间接影响（子女感染的影响）两个方面。

直接影响，在我国艾滋病病毒感染者中，50岁及以上者已经超过1/10，而且增长很快，既往有偿献血和性传播感染是老年人感染的主要渠道。老年人感染艾滋病病毒后健康状况不断恶化，基本生活难以维持，使其生活水平下降，加深贫困，社会排斥使他们遭受巨大的精神压力。老年艾滋病病毒感染者由于死亡的威胁而普遍感到恐惧，他们希望活下去，但因为没有钱而缺乏药物和必需的治疗而感到茫然、无奈和绝望。因为歧视，怕被别人看不起，怕子女受到影响，许多人不愿公开承认自己感染了艾滋病病毒，甚至在就医时也不告知医生病情。长期的精神压力直接影响到老年感染者的性格。

间接影响，感染艾滋病病毒的子女向父母寻求帮助与支持，对老年人的生计、健康、养老等方面带来负面影响。子女感染艾滋病病毒导致父母生活水平明显下降，负债增加，生活失去保障，艾滋病改变了家庭结构与代际支持方向，操办丧事、照料遗孤，加深了老年贫困，使老年人成为社会救助的对象。在艾滋病的高发区，青壮年艾滋病病人集中死亡，在短期内会留下大量老年父母，从而加剧当地的人口老龄化程度。

7. 什么是受艾滋病影响儿童?

受艾滋病影响儿童，是指自身患有艾滋病、为艾滋病患者遗孤、父母一方因艾滋病去世或者父母至少一方为艾滋病病毒感染者四种情况之一的18岁以下的儿童。

8. 艾滋病的流行对儿童有什么影响?

家庭对于儿童的健康成长和成才发挥着至关重要的作用。由于家庭经济状况的恶化或失去亲人等诸多因素，受艾滋病影响儿童的成长面临考验。随着艾滋病在全球范围内的蔓延，受艾滋病影响儿童这一特殊群体的数量也在不断增加。我国目前至少有一千万的受艾滋病影响儿童，这些儿童主要集中在我国中部的农村地区。对于受艾滋病影响儿童来说，其面临的主要问题是生存、教育和心理三方面。首先，家庭成员感染艾滋病病毒以后，劳动力减少和花钱看病使得家庭的经济负担加重，许多受艾滋病影响儿童的基本生存没有保障，甚至被迫过早地、超负荷地担负起照顾家庭的重任，同时也将面临着营养和医疗保健水平下降、缺乏照料与教养的威胁。其次，受艾滋病影响儿童由于经济贫困及家庭教育缺失，更容易发生辍学及厌学问题。最后，受艾滋病影响儿童目睹家人承受疾病的折磨和面临死亡的痛苦的同时还必须面对外界的歧视和不公正对待，容易导致受艾滋病影响儿童否定自我价值和排斥自我接纳，从而陷入抑郁、焦虑、恐惧和孤单等负面情绪中，进而增加其心理疾病出现的风险。

9. 艾滋病流行对妇女有什么影响?

由于艾滋病异性性行为传播的大流行，艾滋病对妇女带来的影响远不止于被感染和死亡人数的增长。患艾滋病被认为是件极不光彩的事，而患艾滋病的妇女最易受到歧视，被社会抛弃。同时，照顾艾滋病病毒感染者、艾滋病患者及孤儿的大部分工作需要由妇女去承担，在对抗艾滋病的斗争中，妇女又起着重要的作用。因此，妇女不仅是艾滋病病毒易感者，且可因怀孕、分娩和育儿殃及后代，而且还是对艾滋病病毒感染者和艾滋病病人护理的骨干力量，所以每位妇女对亲人的关心和影响对预防和控制艾滋病至关重要，在促进对不良生活方式或行为的改变方面，妇女可以起到积极主动的作用。

10. 艾滋病引起怎样的耻辱与歧视？

在公共卫生领域，耻辱和歧视在对待疾病，特别是恶性和传染性疾病方面一直存在。由于艾滋病目前尚不可治愈，一些人缺乏对艾滋病相关知识的了解，同时艾滋病经常会被与吸毒、卖淫嫖娼等行为联系在一起，因此人们对待艾滋病所表现出的耻辱和歧视更为突出。有关研究表明，一些感染者在家庭、社区和医疗卫生机构曾遭受过不同程度的歧视，特别是女性感染者在社区和医疗卫生机构遭受过歧视的比例较大，同时歧视也使得感染者家庭中的儿童在学校遭受不公平对待，耻辱和歧视影响了感染者的社会交往。尽管多数参与调查的非感染者表示愿意保持和感染者的一般日常接触，但对于艾滋病的误解以及恐惧依然存在。在对艾滋病相关知识的知晓率上，感染者高于非感染者。缺乏对艾滋病相关知识的了解，是造成人们过度恐惧艾滋病和歧视感染者的主要原因，公众知晓率越低的地区，歧视越容易发生。因此，提高公众对艾滋病的知晓率，将有助于改善社区环境、减少歧视，以及有效预防艾滋病的传播。

11. 艾滋病对生活质量有什么影响？

世界卫生组织将生活质量定义为不同文化和价值体系的个体对与他们的目标、期望、标准以及所关心事情的生存状况体验。有关研究表明，通过分析被访者在生理、心理、独立性、社会关系、环境和信仰六个领域及生活质量综合得分情况，感染者的生活质量明显低于非感染者；女性感染者的心理和信仰领域得分明显低于男性感染者；无业的感染者生活质量较差，且艾滋病削弱了文化程度对生活质量的正向作用。此外，影响感染者生活质量最大的两项因素是歧视和家庭收入。歧视的影响主要体现在对感染者心理健康造成的危害和社会关系的紧张；家庭收入的影响则主要表现为感染者的物质生活质量下降。

12. 影响我国艾滋病流行的危险因素有哪些方面？

一是吸毒人数逐年增加，性乱问题突出。二是商业性性服务人数众多，安全套使用率低。三是男男同性恋人群规模较大，危险性行为较普遍。四是输血性手术安全率不高，医源性感染的风险依然存在。五是社会对艾滋病病毒感染者和患者的歧视现象严重，影响了艾滋病防治工作的顺利开展。六是其他制约我国艾滋病预防控制的因素，包括公众对艾滋病知识的低知晓率、社会贫富差距的加大、日益频繁的人口流动、部分地区妇女社会地位低下等。

13. 社会因素对艾滋病流行可能产生的影响有哪些？

随着社会经济变化，人们的性观念、婚姻观、自我价值认定等方面都发生了很大的变化，而这些变化的趋势都直接或间接地影响着我国艾滋病流行趋势的变化。目前除了面临技术层面的困扰外，各级政府的资金投入、干预措施的开展情况、一般群众艾滋病的认知水平、社会对艾滋病病毒感染者和艾滋病患者的态度以及关爱程度等都是影响艾滋病流行趋势的因素。因此，必须加强与相关社会科学研究机构的合作，多开展这些方面的研究工作。

14. 社会科学对艾滋病的关注对防艾工作有什么影响？

改革开放以来，我国艾滋病疫情的发展深受经济、政治和社会变革的影响，艾滋病疫情在不同阶段形成不同的主要传播途径，进而形成不同的高危人群，呈现出“经血液传播为主”到“经性接触传播为主”的途径变化，以及从吸毒人员等高危人群向老年男性等一般目标人群扩散的态势。社会科学对艾滋病的关注集中在以下方面：一是艾滋病与社会经济的关系，着重讨论因贫变“艾”、因病返贫的恶性循环；二是艾滋病与社会文化的关联，如翁乃群对泰国艾滋病疫情与当地宗教文化关系的探讨，庄孔韶及其团队关于文化组织、风险感知的系列探讨；三是艾滋病的社会性别视角，关注女性的易感性和受害者身份，同时提倡关注男性高风险行为的易感性；四是艾滋病的道德环境，包括艾滋病病毒感染者或艾滋病患者的自我认同困境、所遭遇的歧视、身份的污名等。此外，学界还通过参与公共卫生干预项目、开设相关课程等实践推动艾滋病防治事业的发展，探析艾滋病疫情防治的影响因素，以期为防治艾滋病的事业提供更多思路。

15. 艾滋病对社会产生哪些现实影响?

艾滋病对社会的现实影响主要表现在以下几个方面：第一，大量孤儿抚养与老人赡养问题。第二，社会歧视问题。目前，我国仍有相当一部分人对艾滋病病毒感染者和艾滋病病人持有歧视态度，使得相当一部分感染者得不到同情、关怀和治疗。第三，加大贫富差距，导致贫困人口增加。我国目前大多数感染者和患者居住在经济不发达的地区，自然资源匮乏，卫生和教育等社会资源更少，贫困人口较多。家庭收入减少和医疗花费增加，更使贫困程度加剧。第四，加剧社会不安定因素，造成社会恐慌。2000 年以来，在我国的辽宁、天津、北京等地曾先后发生宣扬使用“扎针”等手段扰乱社会治安等一系列恐慌事件。第五，艾滋病流行的负面事件影响已远远超出公共卫生领域，引起了国内外广泛关注，损害政府形象。

16. 艾滋病的流行对人口有什么影响?

艾滋病的流行对人口的影响表现在社会劳动力资源、人口预期寿命、人口结构等几个方面。第一，艾滋病的流行减少了社会劳动力资源。由于青壮年是最易感染艾滋病的人群，这意味着每年受艾滋病危害的国家将丧失一大批青壮年劳动力。第二，艾滋病流行率与人口预期寿命的下降有很高的正相关性。根据45个国家的资料，相对于没有艾滋病的情况，艾滋病流行率每提高1个百分点，则预期寿命下降1岁。第三，艾滋病影响年轻人口与老年人口之比，改变人口年龄结构。从年龄结构的角度看，艾滋病的流行会使人口比例严重失衡，加剧人口老龄化速度，提高人口老龄化指数。

17. 艾滋病流行对医疗卫生体系有什么影响?

艾滋病病毒感染者的迅速扩大给卫生部门带来前所未有的压力，医疗救治压力越来越大，消耗了巨大的卫生资源，造成了沉重的经济负担，医护人员培训，医院病床增加等各方面都受到挑战。世界银行已经做出估计，在许多发展中国家，一年的卫生治疗费用可能达到人均GDP的2—3倍。许多受艾滋病影响的国家，减少了卫生服务，以支付债务，艾滋病的流行使已经不堪重负的现有的医疗卫生体系雪上加霜。在一些国家，艾滋病的流行增加了对卫生保健工作人员的需求。由于疾病和死亡导致的工作人员的缺少和流失意味着卫生保健部门必须招募和培训更多的工作人员。同时，大量的医护工作者不仅要面临职业暴露的风险，还要遭受身心疲惫之苦。

18. 艾滋病对我国生产部门有什么影响?

在我国疫情比较严重的农村，艾滋病对当地农业生产造成了较大影响，这是由于我国农业以分散的家庭承包为主要生产方式，劳动力的替代性较差。家庭主要成员因艾滋病造成生产力下降，同时农业再生产的资金被医疗开支挤占，因此产出肯定受到很大影响。对我国城镇的第二、第三产业来说，当前宏观影响尚不显著，这是因为中国现阶段劳动力处于相对过剩状态，而且劳动力的可替代性较强，而艾滋病病人在主要城市中所占比例还很小，所以这些生产部门的生产力损失不明显。但也有许多感染者在不透露身份的情况下工作，实际情况难以了解，因而实际损失可能比表面看起来的要大。

19. 艾滋病对收入分配和国家、地方财政有什么影响?

从经济方面看，艾滋病造成的家庭和地区贫困可能同时加剧总消费比例偏低的状况和消费结构的不合理，使最终消费对我国经济的支撑力减弱，从而制约经济的长远发展。政府的“四免一关怀”措施在一定程度上减轻了艾滋病家庭的经济负担，但也加大了政府的转移支付，增加了政府的财政负担。如果艾滋病进一步流行蔓延，势必进一步加重政府的财政负担，使政府可支配收入减少，难以将更多资金投向其他更能促进经济发展的方向，从而使经济遭受巨大的负面影响。

20. 周边国家艾滋病的流行对我国有什么影响?

以“金三角”地区为例：一是对云南边民的影响。云南周边国家艾滋病高度流行，使边境人员感染艾滋病的风险增加。云南边疆少数民族与境外少数民族同宗、同源、同教、同俗以及共同的民族特征，再加上便利的交通条件，使得边境的少数民族交往十分频繁，吸毒等不良行为导致部分人感染艾滋病病毒。二是对云南边境地区跨国婚姻人群的影响。云南与中南半岛国家山水相连，基于地缘、族源、语缘等的相似性，自古以来国界两侧的少数民族就有相互往来的良好传统，边民跨国通婚嫁娶更是源远流长。由于近年来中国边民的生活状况大大提高，良好的经济条件、稳定的国家政局强烈地吸引着众多的境外女子嫁到中国。在云南省沿边境地区存在着许多跨国事实婚姻，跨国婚姻女性多来自艾滋病流行较为严重的周边国家。加上婚检等健康监测环节的缺失，以及语言和文化障碍等诸多因素导致的健康干预措施失效，使得婚内艾滋病性传播人数上升，进而导致母婴二代传播。三是对云南边境地区跨国流动人口的影响。边境地区的艾滋病易感人群主要是来往于各国边境地区的长途卡车司机、跨边境通婚者、旅游者、从事边贸的工作人员，以及在其他国家工作的劳工及出国学习的青少年，该类人群因其人口规模大、流动性强、活动范围广，故这部分人群既是高危人群也是艾滋病最危险的传染源。跨国流动人群虽然促进了经济的发展，但是他们防治艾滋病的意识淡薄，又有无保护性行为和多性伴现象，卖淫、嫖娼等高危行为发生率也高，造成了艾滋病在国际间的传播，因而成为感染艾滋病的脆弱群体。

第五部分

艾滋病防治政策与法律

一、艾滋病防治政策与法律的演变

1. 什么是艾滋病立法？

艾滋病立法指立法机构制定、颁布、实施有关艾滋病的预防、管理、监督、处罚等法律、法规与规章的一系列活动的总和。狭义的艾滋病立法仅指全国人民代表大会及其常务委员会所制定的艾滋病相关法律；广义的艾滋病立法除了全国人民代表大会及其常务委员会所制定的艾滋病相关法律外，还包括国务院、各部委、地方省级人民代表大会及其常务委员会、省级人民政府，以及省会城市、较大的市人民代表大会及其常务委员会、省会城市及较大的市人民政府所制定的艾滋病相关法规、规章与地方立法和规范性文件。

2. 我国艾滋病防治政策的开端是什么？

中国的艾滋病立法始于1987年，其标志性法规性文件就是《艾滋病监测管理的若干规定》。其制定的背景情况如下：

1985年，第一例艾滋病病例在来华旅游者中被发现。同年，在各省市311份血友病患者的血清中发现3例艾滋病病毒抗体阳性。之后，卫生部向中央和国务院提交了《关于加强监测、严防艾滋病传入的报告》，并开始制定应对措施。

1987年12月26日经国务院批准，由卫生部、外交部、公安部、国家教育委员会、国家旅游局、中国民用航空局、国家外国专家局于1988年1月14

日发布实施《艾滋病监测管理的若干规定》（已失效）。该规定主要对立法目的、监测对象、主管机关、出入境管理、监测内容、疫情报告、处罚措施等进行了规定。

3. 我国艾滋病立法的阶段是怎样划分的?

根据不同的依据或标准，可以对艾滋病立法阶段进行不同的划分。归纳起来看，比较有代表性的划分不外乎以下几种：

第一种是历史年代划分法。以历史年代来划分，艾滋病立法可划分为三个阶段：①20世纪80年代艾滋病立法；②20世纪90年代艾滋病立法；③21世纪初艾滋病立法。

第二种是流行态势划分法。以艾滋病流行态势来划分，艾滋病立法可划分为三个阶段：①传入期的艾滋病立法（1985年—1988年）；②扩散期的艾滋病立法（1989年—1994年）；③增长期的艾滋病立法（1995年至今）。

第三种是观念转变划分法。以观念转变来划分，艾滋病立法可划分为四个阶段：①拒绝排斥阶段的艾滋病立法；②严厉打击阶段的艾滋病立法；③初步重视阶段的艾滋病立法；④全面关注阶段的艾滋病立法。

4. 20世纪80年代艾滋病立法情况如何?

20世纪80年代艾滋病立法主要是指1985年—1990年之间有关部门制定的与艾滋病防治有关的若干法规、规章及其规范性文件，主要有《关于限制进口血液制品防止AIDS病传入我国的联合通知》（1984年）、《关于加强监测、严防艾滋病传入的报告》（1985年）、《关于加强艾滋病疫情管理的通知》（1986年）、《外国人入境出境管理法实施细则》（1986年）、《公民入境出境管理法实施细则》（1986年）（已失效）、《性病监测工作试行方案》（1986年）、《艾滋病监测管理的若干规定》（1987年）（已失效）、《关于加强艾滋病预防工作的请示》（1987年）、《全国预防艾滋病规划（1988—1991）》（1987年）、《国境卫生检疫法实施细则》（1989年）（已于2019年修订）、《传染病防治法》（1989年）（已于2013年修订）、《关于中国公民出入境提交健康证明的通知》（1989年）、《关于对华侨、港、澳、台同胞入出境提交健康证明有关事宜的通知》（1990年）（已失效）、《关于成立国家预防和控制艾滋病专家委员会的通知》（1990年）、《中华人民共和国艾滋病预防和控制中期规划（1990—1992）》（1990年）等。

20世纪80年代艾滋病立法的理念可以概括为：堵截、预防、监测、防治、禁止与处罚。

5. 20世纪90年代艾滋病立法情况如何？

20世纪90年代艾滋病立法主要是指1991年—2000年之间有关部门制定的关于艾滋病防治的若干法规、规章及其规范性文件。主要有《关于严禁卖淫嫖娼的决定》（1991年）（已部分失效）、《关于设立广东、云南艾滋病防治中心和加强全国性病防治中心的通知》（1993年）、《关于对卖淫嫖娼人员强制进行性病检查治疗有关问题的通知》（1991年）、《传染病防治法实施办法》（1991年）（已失效）、《性病防治管理办法》（1991年）、《采供血机构和血液管理办法》（1993年）（已失效）、《关于加强预防和控制艾滋病工作的意见》（1995年）、《血液制品管理条例》（1996年）（已于2016年修订）、《全国艾滋病检测工作规范》（1997年）（已失效）、《献血法》（1997年）、《中国预防与控制艾滋病中长期规划（1998—2010年）》（1998年）、《预防艾滋病性病宣传教育原则的通知》（1998年）、《血站管理办法（暂行）》（1998年）（已失效）、《医疗机构临床用血管理办法（试行）》（1999年）（已失效）、《关于对艾滋病病毒感染者和艾滋病病人管理的意见》（1999年）、《国家有关部委局（团体）关于预防控制艾滋病性病工作职责的通知》（2000年）等。

20世纪90年代艾滋病立法的理念可以概括为：排斥、预防、监测、防治、控制与禁止、打击、宣传教育。

6. 21世纪以来艾滋病立法情况如何?

21世纪初艾滋病立法主要是指2001年以来有关部门制定的关于艾滋病的若干法规、规章及其规范性文件。主要有《中国遏制与防治艾滋病行动计划（2001—2005年）》（2001年）（已失效）、《医疗事故处理条例》（2002年）、《关于切实加强艾滋病防治工作的通知》（2004年）、《关于艾滋病抗病毒治疗管理工作的意见》（2004年）、《关于在各级疾病预防控制中心（卫生防疫站）建立高危人群干预工作队的通知》（2004年）、《关于预防艾滋病推广使用安全套（避孕套）的实施意见》（2004年）、《预防控制艾滋病宣传教育知识要点》（2004年）、《关于对监狱、劳教所羁押、收教人员全面开展艾滋病病毒抗体筛查的通知》（2004年）、《关于加强对生活困难的艾滋病患者、患者家属和患者遗孤救助工作的通知》（2004年）、《关于在既往有偿供血人群中开展艾滋病病毒抗体筛查的通知》（2004年）、《艾滋病免费自愿咨询检测管理办法（试行）》（2004年）、《艾滋病及常见机会性感染免、减费药物治疗管理办法（试行）》（2004年）、《医务人员艾滋病病毒职业暴露防护工作指导原则（试行）》（2004年）、《全国艾滋病防治宣传教育工作指导方案（2004—2008年）》（2004年）、《预防艾滋病母婴传播工作实施方案（试行）》（2004年）、《关于开展2005年全国艾滋病综合防治示范区督导考评的通知》（2005年）、《高危行为干预工作指导方案（试行）》（2005年）、《艾滋病疫情信息报告管理规范（试行）》（2005年）、《在艾滋病病毒感染者和艾滋病病人中筛查结核病的通知》（2005年）等。

21世纪初艾滋病立法的理念可以概括为：预防、监督、防治、控制、关怀、反歧视、宣传教育、行为干预与社会救助，凸显了防治艾滋病是全社会共同责任的理念。

7. 《艾滋病防治条例》颁布前我国艾滋病立法取得的成绩有哪些?

中国艾滋病立法从无到有，从拒绝到承认，从分散到系统，从惩罚到关怀，取得了较好的绩效。一是形成了初步的艾滋病法律法规体系。经过17

年的努力，形成了法律、行政法规、部门规章、地方性法规与国际公约组成的具有中国特色的艾滋病法律法规体系。二是及时制定了防治艾滋病的年度、中期及长期规划。例如，《中国预防和控制艾滋病中长期规划（1998—2010年）》《中国遏制与防治艾滋病行动计划（2001—2005年）》（已失效），这些法规性文件对艾滋病的防治与管理及其立法发挥了主要作用。三是形成了防治艾滋病的若干管理制度与政策。例如，依法防艾制度、强制检测制度、宣传教育制度、协调会议制度、疫情监测制度、行为干预政策、自愿检测政策、社会救助政策、“四免一关怀”政策。四是签署了若干国际公约，如《巴黎艾滋病首脑会议宣言》《经济、社会及文化权利国家公约》等，实现我国艾滋病立法与国际接轨。

二、现行艾滋病防治政策与法律

1. 我国现行最主要的艾滋病政策法律有哪些?

（1）《艾滋病防治条例》，已经2006年1月18日国务院第122次常务会议通过，自2006年3月1日起施行，根据2019年3月2日《国务院关于修改部分行政法规的决定》修订。

（2）2019年9月11日，国家卫生健康委等10部门联合制定《遏制艾滋病传播实施方案（2019—2022年）》。

（3）2017年1月19日，国务院办公厅印发《中国遏制与防治艾滋病“十三五”行动计划》。

（4）《血液制品管理条例》，1996年12月30日国务院令第208号发布施行，2016年2月6日修订。

（5）《中华人民共和国传染病防治法》，1989年2月21日第七届全国人民代表大会常务委员会第六次会议通过，2004年8月28日第十届全国人民代表大会常务委员会第十一次会议修订，根据2013年6月29日第十二届全国人民代表大会常务委员会第三次会议修正。

（6）《性病防治管理办法》，1991年8月12日卫生部令第15号发布施行，2012年6月29日经卫生部部务会审议通过修改，自2013年1月1日起施行。

（7）2010年12月31日，国务院制定《国务院关于进一步加强艾滋病防治工作的通知》。

2. 防治艾滋病的核心法律是哪个？

国务院《艾滋病防治条例》（2006年3月1日起施行，2019年3月2日修改后公布施行）是防治艾滋病工作的核心法律。围绕该条例我国艾滋病防治法律体系逐步形成，艾滋病防治工作步入了法治轨道，为防治工作的顺利进行提供了可靠的法律保障。该条例是我国艾滋病防治的专门性法律，它不仅是艾滋病防治人员工作的指导方针，也是普通民众在社会生活中行动的指南。

3. 《艾滋病防治条例》的基本内容是什么？

（1）总则。总则是整个条例的纲领和事关条例全局的内容综合。在条例中，总则具有统领的作用。主要内容包括：立法的目的，立法的依据，调整范围，效力，奖惩等。

（2）分则。分则是使总则内容得以具体化的所有条文的总称。分则包括以下内容：

①预防与控制。主要规定宣传教育、重点单位的预防、医源性感染控制、实验室预防、血液和血液制品管理、捐献行为管理、消毒管理、废物处置管理、毒株管理、职业暴露管理、行为干预等。

②检测、监测与疫情报告。主要规定艾滋病监测、艾滋病咨询与检测、疫情初报、疫情再报、疫情通报、重大疫情报告、疫情公布等。

③治疗与救助。主要规定治疗机构与资格、医护人员从业条件、救治网络建设、医疗专家组的组建、属地治疗原则、不得拒绝接诊、艾滋病医疗保险、艾滋病最低生活保障、困难群体的医疗救助与生活补贴、艾滋孤儿上学、生活捐助等。

④权利与义务。主要权利有艾滋病病人的生活权、工作权、就医权、上学权、隐私权；主要义务有保密义务、告知义务、不歧视义务、就诊义务、接受指导义务、不得故意传播的义务等。

⑤法律责任。主要规定卫生行政主管部门实施的行政处罚、出入境卫生检验检疫主管部门实施的行政处罚、行政处罚的具体程序、行政复议与行政诉讼等。

（3）附则。附则是条例的辅助性内容，它是整个条例不可或缺的重要组成部分。附则的内容包括：关于名词、术语的解释；关于解释权的授权规定；关于施行时间的规定；关于宣告废止有关法规的规定等。

4.《艾滋病防治条例》的立法目的是什么?

《艾滋病防治条例》的立法目的：预防、控制艾滋病的发生与流行，保障人体健康和公共卫生。

5.《艾滋病防治条例》的立法机关是哪里?

根据《立法法》第56条的规定："国务院根据宪法和法律，制定行政法规。"《艾滋病防治条例》属于行政法规，因此该条例由国务院负责制定。

6.《艾滋病防治条例》制定的法律依据是什么?

《艾滋病防治条例》的制定依据主要是《中华人民共和国传染病防治法》。

7.我国艾滋病防治工作方针是什么?

艾滋病防治工作坚持预防为主、防治结合的方针，建立政府组织领导、部门各负其责、全社会共同参与的机制，加强宣传教育，采取行为干预和关怀救助等措施，实行综合防治。

8.我国艾滋病防治的不得歧视原则是如何规定的?

任何单位和个人不得歧视艾滋病病毒感染者、艾滋病病人及其家属。艾滋病病毒感染者、艾滋病病人及其家属享有的婚姻、就业、就医、入学等合法权益受法律保护。

9. 艾滋病感染者及其家属的名誉权受法律保护的依据是什么?

尊重和保护艾滋病病人及其家属的名誉权，使他们的人格尊严得以保障，不仅有利于提高他们自身的生活质量，而且还有助于他们积极地自觉主动参加艾滋病防治工作，避免艾滋病在人群中的进一步传播。艾滋病感染者及其家属的名誉权受法律保护的依据首先来源于《中华人民共和国宪法》第33条之规定："中华人民共和国公民在法律面前一律平等。国家尊重和保障人权。"

联合国《艾滋病与人权问题国际准则》指出，各国应当颁布或加强反对歧视或其他保护性的法律，保护易感人群、艾滋病病毒感染者及残障人群在公共和私营部门免遭歧视，确保以人为对象的研究遵循隐私、保密和伦理的原则，强调教育与和解，并提供快速有效的行政和民事救济。

10. 加强艾滋病防治工作的对策是什么?

一是加强组织领导，明确职责任务。各级人民政府要充分认识加强艾滋病防治工作的重要性和紧迫性，将艾滋病防治工作纳入重要议事日程，加强领导，统筹协调，把这一关系国家和人民利益的大事抓紧抓好，坚决遏制艾滋病在我国蔓延的势头。

二是广泛开展宣传教育和行为干预。坚持面向群众、面向农村和经常性宣传教育与重点宣传教育相结合的原则，充分发挥机关、学校、企事业单位和社会团体的作用，充分利用广播、电视、报纸、互联网等媒体，广泛开展多种形式的艾滋病防治宣传教育活动，特别是科普知识宣传教育活动。各级各类新闻宣传单位要把艾滋病防治和无偿献血知识列为宣传重点之一，制订具体的宣传方法。

三是依法管理，强化监督。卫健委、司法部要会同有关部门开展调查研究，对现行有关法律法规进行清理，对其中不适应艾滋病防治工作需要的依法予以修订，同时研究起草预防和控制艾滋病的专门法规。各地区也应当结合实际，完善本地区有关立法。

四是落实救治政策，做好药品供给。国家将抗艾滋病病毒药品纳入城镇职工基本医疗保险及新型农村合作医疗报销目录和城乡医疗救助支出范围，向农民中的艾滋病患者和城镇经济困难的艾滋病患者免费提供抗艾滋病病毒治疗药品，对经济困难艾滋病患者相关疾病的治疗药品费用给予适当减免。

五是加大投入力度，保障防治经费。各级财政要加大对艾滋病防治工作的经费投入，保证必要的药品采购、健康教育、人员培训、疫情监测、示范区建设、防治能力建设和患者救治的经费。疫情严重地区的各级财政要设立艾滋病防治专项经费。要合理安排防治经费，切实加强艾滋病防治能力建设。

11. 艾滋病病毒感染者和艾滋病病人应当履行的义务有哪些?

（1）接受疾病预防控制机构或者出入境检验检疫机构的流行病学调查和指导；

（2）将感染或者发病的事实及时告知与其有性关系者；

（3）就医时，将感染或者发病的事实如实告知接诊医生；

（4）采取必要的防护措施，防止感染他人。

艾滋病病毒感染者和艾滋病病人不得以任何方式故意传播艾滋病。

12. 单位和个人在艾滋病流行病学调查中的义务有哪些?

一是必须接受疾病预防控制机构和出入境检验检疫机构进行的艾滋病流行病学检查。进行艾滋病流行学调查，有利于加强对艾滋病病毒感染者和艾滋病病人的管理，提供咨询等社会服务，防止二代病例的发生。因此，被调查的单位和个人，包括艾滋病病毒感染者和艾滋病病人及其家属，其他知情人，有关单位及其经营管理人员，以及流行病学调查涉及的目标人群等，都应当予以配合，接受调查，不得以任何理由推诿或者拒绝。二是如实提供有关情况。有关情况包括与艾滋病传染源、传播途径有关的信息、资料等内容，以及为阻断进一步传播需要掌握的情况。被调查单位和个人不得隐瞒或者提供虚假情况。

13. 艾滋病病毒感染者和艾滋病人的隐私权规定有哪些？

未经本人或者其监护人同意，任何单位或者个人不得公开艾滋病病毒感染者、艾滋病病人及其家属的姓名、住址、工作单位、肖像、病史资料以及其他可能推断出其具体身份的信息。此处所称的任何单位或者个人，包括从事艾滋病预防控制工作的部门、医疗卫生机构、出入境检验检疫机构，开展艾滋病防治研究和教学的单位和个人，实施行为干预措施和救助的组织和个人，以及其他单位和个人。任何单位和个人违反本条规定，受害人可以依法提起民事诉讼，要求其承担民事赔偿责任。

【案例】

41岁的余某是浙江临海人，多年在忻州经商，2000年2月住进忻州地区人民医院。作为非艾滋病确认单位的该院，在对余某进行血常规化验中初筛HIV抗体阳性，未及时送有确认权的单位确认，便将初筛检验报告单明示余某的亲属，忻州市防疫站在接到疫情防疫卡后未上报即到购物中心对余某进行随访调查。后余某多次去太原、北京等地的权威单位化验，均证明她没有感染艾滋病。为此，她将忻州地区医院起诉到忻州市法院。该院维权法庭经公开审理认为，被告方的行为违反了《艾滋病病毒感染者和艾滋病病人管理意见》规定的严格保密制度，主观上有过失，客观上造成了初筛结果泄密，给原告名誉造成了损害，应承担侵权责任。

14. 医务人员将患者感染艾滋病的情况告知其性伴侣，是否侵犯隐私权？

在医疗卫生单位应否将艾滋病感染的情况通知感染者的性伴侣、如果通知了是否侵犯感染者的隐私权的问题上存在法律争议。为了保护他人免受感染，不少国家的做法是医务人员负有在伦理上或者法律上的义务去调查与艾滋病感染者有接触的人，这样做不侵犯感染者的隐私权。联合国《艾滋病与人权问题国际准则》主张以自愿的方式通知性伙伴，但也有例外的规定。他们建议，公共卫生法应该授权卫生保健人员在谨慎限定的情况下将病人的艾滋病病毒情况通知其性伙伴。在一些国家，公共卫生法规定性伙伴通知必须向专门设立的为伙伴通知提供伦理指导的专家小组征求意见。给予卫生保健人员自由处理权，既可以保护他们免受患者提起的泄密诉讼，也可以避免患者承担未通知伙伴的民事责任。

《艾滋病防治条例》（以下简称《条例》）第39条第2款规定，未经本人或者其监护人同意，任何单位或个人不得公开艾滋病病毒感染者、艾滋病患者及其家属的姓名、住址、工作单位、肖像、病史资料以及其他可能推断出其具体身份的信息。其落脚点在于"公开"患者的信息。如果医疗机构将患者患病信息告知了其配偶，显然不属于"公开"患者患病信息的情况。另外，在《条例》第42条规定医疗机构告知义务的同时，并没有明文禁止医疗机构不得将患者患病信息告知其配偶，同时，《条例》第38条第2项规定，艾滋病病毒感染者和艾滋病患者应当将其患病的信息告诉其性伴侣。因此，就此项规定来看，患者本人有将疾病信息告知其性伴侣的义务，其性伴侣有知悉其性伙伴患有艾滋病信息的权利。如果患者本人没有告知其性伴侣，则侵犯了其性伴侣的知情权。如果医疗机构告知了其性伴侣，虽然表面上看是侵犯了患者的隐私权，实际上由于该行为旨在保护其性伴侣的知情权，且患者患病的信息传播范围又严格地限制在其性伴侣的范围内，因此，医疗机构的告知行为实际上是对患者侵犯其性伴侣知情权的弥补，对于防止艾滋病的播散，保护公民免受艾滋病的侵扰具有重要意义。

15. 艾滋病病毒感染者有劳动权吗？

《中华人民共和国劳动法》第3条规定，劳动者享有平等就业和选择职业的权利、取得劳动报酬的权利、休息休假的权利、获得劳动安全卫生保护的权利、接受职业技能培训的权利、享受社会保险和福利的权利、提请劳动争议处理的权利以及法律规定的其他劳动权利。

16. 艾滋病患者故意传播艾滋病如何处罚？

对明知自己感染艾滋病病毒或患有艾滋病而卖淫、嫖娼或者故意不采取防范措施与他人发生性关系致人感染艾滋病病毒的，依照《刑法》第234条第2款的规定，以故意伤害罪定罪。最高人民法院、最高人民检察院、公安部、司法部下发的《关于依法严厉打击传播艾滋病病毒等违法犯罪行为的指导意见》（公通字［2019］23号）规定，未致人感染艾滋病病毒的，依照《刑法》第360条规定，以传播性病罪定罪，并从重处罚；明知他人感染艾滋病病毒或患有艾滋病而隐瞒情况，介绍与其他人发生性关系，致人感染艾滋病病毒的，以故意伤害罪的共犯论处；明知他人感染艾滋病病毒或患有艾滋病，介绍其卖淫，同时构成引诱、容留、介绍卖淫罪，故意伤害罪的，依照处罚较重的规定从重处罚。

17. 艾滋病患者的法律援助范围有哪些？

根据《法律援助条例》第二章的规定，对与艾滋病相关的法律援助的范围分析如下：

（1）民事及行政法律援助。

①请求国家赔偿。《法律援助条例》第10条规定：“公民对下列需要代理的事项，因经济困难没有委托代理人的，可以向法律援助机构申请法律援助：（一）依法请求国家赔偿的……”与艾滋病相关的请求国家赔偿的情况主要为国家机关及其工作人员在工作中存在主动作为或消极不作为的严重失误的违法行为，导致被害人感染艾滋病，如被限制人身自由期间因国家机关或其工作人员的违法行为导致被监管人感染艾滋病，感染艾滋病的受害人可以要求国家赔偿。受害的感染艾滋病的公民死亡，其继承人和其他有扶养关系的亲属有权要求国家赔偿。

②请求给予社会保险待遇或者最低生活保障待遇。如果艾滋病感染者在要求享受社会保险待遇时被拒绝，或城市的部分生活在贫困线即最低生活保障以下的艾滋病感染者被拒绝享受城市最低生活保障，他们有权要求给予社会保险待遇或最低生活保障待遇。

③请求发给抚恤金、救济金。抚恤金是指国家机关、企事业单位、集体经济组织对死者家属或伤残职工发给的费用。对于艾滋病感染者而言，因工导致感染艾滋病，可以依照规定向所在单位申请抚恤金。如果艾滋病病人死亡，死者生前所供养的直系亲属有权要求死者生前所在单位按月发给供养，直系亲属抚恤费至受供养人失去受供养条件为止。失业的艾滋病病人可以申请失业救济费。如果因艾滋病停止工作连续医疗期间在6个月以上时，所在单位按月付给疾病或非因工负伤救济费，至能工作或确定为残废或死亡时止。艾滋病病人因病或非因工死亡，由死者生前所在单位按其供养直系亲属的人数，付给供养直系亲属救济费。

④请求给付赡养费、抚养费、扶养费。赡养是指子女或晚辈对父母或长辈在物质上和生活上的帮助。赡养费就是子女或晚辈对父母或长辈在物质上和生活上的帮助所支付的钱款。如果其他家庭成员对艾滋病感染者拒绝承担赡养、抚养或扶养义务，需要赡养、抚养或扶养的艾滋病感染者有权要求其支付赡养费、抚养费或扶养费。

⑤请求支付劳动报酬。劳动报酬是指公民通过劳动取得的收入及其他财物，禁止对艾滋病感染者的就业歧视。即使是携带艾滋病病毒的劳动者也有权获得劳动报酬。如果雇主以雇员是艾滋病感染者为由或伪造其他不成立的理由而拒绝给付劳动报酬或故意克扣部分劳动报酬的，则构成对艾滋病感染者的歧视，这种情况下劳动者完全有权要求雇主支付全额的劳动报酬。

⑥主张因见义勇为行为产生的民事权益。见义勇为仅限于道德的范畴。从民法理论角度上进行分析，构成见义勇为有以下条件：行为人主体为自然人；行为人主观上必须具有为了他人的人身或财产权益避免或减少损害的意思，即为他人谋利的意思；客观上必须实施了保护他人利益的具体行为；行为人无法定或约定义务；该行为一般是在危急情况下做出的。因见义勇为而导致包括艾滋病感染者在内的见义勇为者的权益受到损害的，应该获得法律的救济。

以上情况下公民因经济困难没有委托代理人的，可以申请法律援助。

（2）刑事诉讼法律援助。根据《法律援助条例》第11条和第12条的规定，刑事诉讼中有下列情形之一的，公民可以向法律援助机构申请法律援助：

①犯罪嫌疑人在被侦查机关第一次讯问后或者采取强制措施之日起，因

经济困难没有聘请律师的。此规定适用于犯罪嫌疑人属于艾滋病感染者或属于艾滋病感染者的家属的情况。

②公诉案件中的被害人及其法定代理人或者近亲属，自案件移送审查起诉之日起，因经济困难没有委托诉讼代理人的。此规定适用于公诉案件中的被害人及其法定代理人或者近亲属中有人属于艾滋病感染者或属于艾滋病感染者的家属的情况。

③自诉案件的自诉人及其法定代理人，自案件被人民法院受理之日起，因经济困难没有委托诉讼代理人的。此规定适用于自诉案件的自诉人及其法定代理人属于艾滋病感染者或属于艾滋病感染者的家属的情况。

④公诉人出庭公诉的案件，被告人因经济困难或者其他原因没有委托辩护人，人民法院为被告人指定辩护时，法律援助机构应当提供法律援助。此规定适用于被告人属于艾滋病感染者或属于艾滋病感染者的家属的情况。

⑤被告人是盲、聋、哑人或者未成年人而没有委托辩护人的，或者被告人可能被判处死刑而没有委托辩护人的，人民法院为被告人指定辩护时，法律援助机构应当提供法律援助，无须对被告人进行经济状况的审查。此规定适用于没有委托辩护人的盲、聋、哑、未成年的被告或可能被判处死刑而没有委托辩护人的被告人属于艾滋病感染者或属于艾滋病感染者的家属的情况。

在以上5种情况中，只有在第5种情况下，可以直接提供法律援助而不需要对被援助人进行经济状况的审查，除此以外的其他4种情况下的法律援助都需要事先进行经济审查以确定经济困难的情况属实。

18. 如何保障艾滋病病人和艾滋病病毒感染者的就医权利?

医疗机构应当为艾滋病病毒感染者和艾滋病病人提供艾滋病防治咨询、诊断和治疗服务。医疗机构不得因就诊的病人是艾滋病病毒感染者或者艾滋病病人，推诿或者拒绝对其其他疾病进行治疗。对确诊的艾滋病病毒感染者和艾滋病病人，医疗卫生机构的工作人员应当将其感染或者发病的事实告知本人，本人为无行为能力人或者系限制行为能力人的，应当告知其监护人。

《艾滋病防治条例》明确规定，艾滋病病毒感染者、艾滋病病人及其家属享有的婚姻、就业、就医、入学等合法权益受法律保护。

【案例】

小东在医治肛瘘过程中获知他感染艾滋病病毒，起初在他就医的4家医院，均以“没有消毒设备”“不具备手术条件”等理由将他拒之门外，甚至有的医生直接说：“没有理由，你赶紧走吧”。

最终，小东借助公益团体的帮助，在以感染、传染病为重点学科的北京佑安医院完成手术。但半年后，因公司在例行体检中发现其感染者身份，小东丢了工作。

接连的遭遇，让小东感受到艾滋病感染者就医、就业难以保障的现实，他说：“没有哪个医院或单位会承认自己恐惧或歧视这个群体，但拒绝就是那么实际地横在生活里。”

北京佑安医院艾滋病防治专家认为“拒诊”就是歧视的表现，这与医疗体制有关，还有待进一步完善。

19. 艾滋病防治工作的经费如何保障?

《艾滋病防治条例》规定，县级以上人民政府应当将艾滋病防治工作纳入国民经济和社会发展规划，加强和完善艾滋病预防、检测、控制、治疗和救助服务网络的建设，建立健全艾滋病防治专业队伍。各级人民政府应当根据艾滋病防治工作需要，将艾滋病防治经费列入本级财政预算。

县级以上地方人民政府按照本级政府的职责，负责艾滋病预防、控制、监督工作所需经费。

国务院卫生主管部门会同国务院其他有关部门，根据艾滋病流行趋势，确定全国与艾滋病防治相关的宣传、培训、监测、检测、流行病学调查、医疗救治、应急处置以及监督检查等项目。中央财政对在艾滋病流行严重地区和贫困地区实施的艾滋病防治重大项目给予补助。

省、自治区、直辖市人民政府根据本行政区域的艾滋病防治工作需要和艾滋病流行趋势，确定与艾滋病防治相关的项目，并保障项目的实施经费。

20. 各级人民政府支持、保障有关组织和个人参与艾滋病防治事业的措施有哪些?

《艾滋病防治条例》规定，各级人民政府和政府有关部门应当采取措施，鼓励和支持有关组织和个人依照本条例规定以及国家艾滋病防治规划和艾滋病防治行动计划的要求，参与艾滋病防治工作，对艾滋病防治工作提供捐赠，对有易感染艾滋病病毒危险行为的人群进行行为干预，对艾滋病病毒感染者、艾滋病病人及其家属提供关怀和救助。

国家鼓励和支持开展与艾滋病预防、诊断、治疗等有关的科学研究，提高艾滋病防治的科学技术水平；鼓励和支持开展传统医药以及传统医药与现代医药相结合防治艾滋病的临床治疗与研究。国家鼓励和支持开展艾滋病防治工作的国际合作与交流。

县级以上人民政府和政府有关部门对在艾滋病防治工作中做出显著成绩和贡献的单位和个人，给予表彰和奖励。

对因参与艾滋病防治工作或者因执行公务感染艾滋病病毒，以及因此致病、丧失劳动能力或者死亡的人员，按照有关规定给予补助、抚恤。

第六部分

艾滋病的预防策略

一、艾滋病的预防、教育与干预

1. 有效控制传染病的关键措施以及有效控制艾滋病的关键措施是什么？

历史上，人类已经经历过多种传染性疾病流行的灾难，在数百年与传染性疾病作斗争的实践中，人类总结出宝贵的成功经验，其中最为有效的策略就是“三早”：

早发现——发现感染者及病人（发现传染源）。

早隔离——避免与易感染人群接触，切断传播途径（限制传染源）。

早治疗——早治疗病人（减少、消灭传染源）。

对于控制艾滋病来说，不能机械地使用“三早”策略，要充分理解这些策略的科学含义，并能应用在艾滋病防治工作的实践中。特别值得注意的是，对于“早隔离”的含义，不能机械地理解为把艾滋病感染者或艾滋病病人隔离起来，而应该理解为，根据感染者的个人状况，针对艾滋病的传播途径，采取某些针对性措施，如使用安全套、美沙酮维持治疗、清洁针具交换等措施，阻止艾滋病感染者把艾滋病病毒传染给其他人。换句话说，在艾滋病控制中的“早隔离”，可以理解为尽早采取行为干预措施，阻断艾滋病的传播途径。

从世界范围来看，很多感染者不知道自己已经感染上艾滋病，仍然在不知不觉的情况下把艾滋病病毒传染给别人，而那些被感染的人，也是在不知晓的情况下被传染上的。就这样，艾滋病在不断地、静悄悄地蔓延、扩散。如果我们忽略发现和控制艾滋病病毒感染者，那么，在这场战争中我们终将会是失败者。所以，我们必须更多地去发现感染者，对感染者实施行为干预。只有这样，才有可能减少二代传播，减少艾滋病蔓延扩散，才有可能控制住艾滋病的流行。

尽管我们不可能查出每一个感染者，但多查出一个感染者，就可以把有效预防措施落实到感染者的身上，就可以起到减少一个感染者继续传播艾滋病的作用。查出的感染者越多，预防措施落实越是到位，我们就越有可能控制艾滋病的蔓延。具体来说是以感染者为线索的预防策略：第一，对健康人群大力开展宣传教育；第二，开展监测和检测工作，发现尽可能多的感染者；第三，对感染者或可能的感染者进行干预，减少二代传播；第四，治疗病人。

因此，有效控制艾滋病的关键措施在于“早发现、早诊断、早干预、早治疗”。

2. 当前国际上公认的艾滋病的防治策略是怎样的?

通常，艾滋病在人群中的发生发展过程要经历以下阶段：普通人群、高危人群、艾滋病病毒感染者、艾滋病患者、死亡。艾滋病有效的防治策略就是要尽力采取各种措施来减少每一阶段的转化率，即尽量不要让普通人群变为高危人群，不要让高危人群变为艾滋病病毒感染者，不要让艾滋病病毒感染者变成艾滋病患者，尽量延长艾滋病患者的寿命。因此，艾滋病的防治工作就必须在每一个环节上下功夫，采取有效的措施。同时，贯穿整个防治工作的几个重要策略是：健康性教育，安全套推广；医源性感染控制，安全供血；职业暴露预防；母婴阻断；反歧视工作，关怀、救助与支持。

3. 如何预防普通人群转化为高危人群?

高危人群是艾滋病感染风险最高的人群。高危人群一般是指发生感染艾滋病病毒的高危行为概率较高的人群，主要有吸毒人群、卖淫嫖娼人群、男男性接触者、有偿供血者、艾滋病病毒感染者的伴侣等。预防普通人群转化为高危人群是艾滋病防治工作的治本之策。具体措施包括：扶贫脱贫，广泛开展性健康教育，打击贩毒、吸毒及卖淫嫖娼，安全的医用血液管理，母婴传播控制等。

4. 如何预防高危人群转化为艾滋病病毒感染者?

由于政治、经济、文化等方方面面的原因，现阶段社会中存在高危人群是一个必然，而这些人的行为在传统文化中被视为是不道德的行为。人们常常也把对艾滋病的宣传与同性恋人群、卖淫人群及吸毒人群“混为一谈”，因此对高危人群的认知比较局限，人们习惯仅用“道德”及“法律”进行评判，针对高危人群也主要采取打击及管控的手段，但这样的认知是比较片面的。因为，第一，一个人感染了艾滋病病毒，并不一定是由于不道德的行为造成的；第二，也是更重要的，从人道主义的角度出发，不管一个人从什么途径感染了艾滋病病毒，他都是这种病毒的受害者，我们都必须去医治他、关爱他；第三，歧视和驱逐高危人群或艾滋病病毒感染者及患者，后果就只能使这些人隐匿起来，不敢公开身份，同时，造成这些人群与健康人群的对立甚至报复，这些都将导致进一步扩大传染源，造成艾滋病在更大范围内的蔓延和传播。

因此，目前全球各地区针对高危人群的工作策略主要有在高危人群聚集地、监管场所开展健康教育、同伴教育、美沙酮药物维持治疗、清洁针具交换、安全套推广、性病诊疗服务、自愿咨询检测等以减低伤害为目的的措施及方法。

5. 如何预防艾滋病病毒感染者转化为艾滋病患者?

这一阶段的重点任务在“延缓发病”。联合国艾滋病规划署的报告显示，在全球艾滋病防治工作中，艾滋病治疗是一个非常重要的环节。目前虽还不能彻底将病毒从感染者及患者体内清除，但是可以通过药物治疗让体内病毒减缓或停止增殖，从而让感染者长期停留在携带的状况，不危及人体免疫系统，从而不发病。目前，如果感染者能较好遵医嘱，有良好的依从性，感染者达到正常人的寿命是完全有可能的。目前有效的措施包括健康教育、抗病毒治疗及机会性感染治疗、心理咨询及社会支持等。

6. 如何尽量延长艾滋病患者的寿命?

这一阶段的重点任务是挽救生命。出现各种疾病症状的艾滋病感染者称为艾滋病患者，这一时期，病人体内病毒大量繁殖，侵害免疫系统，因免疫功能的缺陷导致各种疾病并发，如果不控制病毒的增殖，不及时治疗相关疾病，那么病人很快将面临死亡。因此，这一阶段的主要措施有抗病毒治疗、机会性感染治疗、肿瘤治疗及其他疾病治疗、心理辅导，甚至临终关怀。

7. 艾滋病的预防策略是怎样的?

艾滋病是一种严重的传染性疾病。它实际上是一种行为性传染病，由个人和群体的行为决定着其传播流行的趋势。不安全的性行为和不安全的注射毒品行为是造成艾滋病传播流行的主要行为因素。预防危险行为发生和减少已经形成的危险行为是防止艾滋病病毒传播的主要手段。因此，健康教育和行为干预是控制艾滋病流行的有效预防策略。

8. 普通人群预防艾滋病有哪些具体措施?

(1)不发生不安全性行为，保持单一性伴侣，这是预防性接触途径传染艾滋病的根本措施；

(2)性病患者更易感染艾滋病，如怀疑自己患性病，要立即到正规医院或性病防治机构检查和治疗；

(3)正确使用质量合格的安全套；

(4)提倡无偿献血，不到未经政府批准的采血点献血；

(5)避免不必要的输血和注射；

(6)输用经过艾滋病检测合格的血液或血制品；

(7)医疗或美容时，使用一次性或经过严格消毒的器械；

(8)千万不要吸毒，更不能与他人共享注射器吸毒；

(9)不要与他人共用剃须刀和牙刷；

（10）艾滋病患者及感染者要避免怀孕，以免通过母婴传播殃及孩子。若想怀孕，要在专业医生指导下采取干预措施，且不能母乳喂养。

9. 怎样预防经性接触途径感染艾滋病病毒？

（1）婚前检查：婚前检查时检测艾滋病病毒，对于减少艾滋病经性接触传播以及母婴传播都具有积极的意义。

（2）保持忠贞的夫妻性关系：一夫一妻的性关系是预防艾滋病病毒经性接触途径传播的最有效的方法。

（3）安全套使用：正确而持之以恒地使用安全套，可有效地降低感染艾滋病病毒的危险。但应该认识到安全套的保护作用并不是100%。

（4）防治性病：性病患者对艾滋病病毒的易感性是正常人的5倍左右，这是因为性病患者生殖器上的溃疡或炎症损伤处，容易作为艾滋病病毒进入体内的突破口，增加感染艾滋病病毒的机会。艾滋病病毒使机体的免疫能力下降，性病本身也会加重免疫系统的负荷，使艾滋病的发展进程加快。由于艾滋病病毒损害了免疫系统，所以性病患者的病症更严重而且较难治愈，且复发率高。性病的治疗和护理对预防艾滋病病毒感染具有一定意义。

10. 怎样预防经血液传播艾滋病？

（1）预防输血感染：临床严格掌握输血指征，尽可能减少输血。

（2）预防献血浆感染：严格消毒，防止回输的血细胞被污染。

（3）预防血制品感染：尽可能不用或少用任何血液制品。

（4）预防吸毒共用针具感染：美沙酮维持治疗、清洁针具交换与消毒，具体根据不同情况采取不同措施。

（5）医疗卫生机构应严格消毒隔离制度，严格遵守操作规程。

11. 怎样预防经母婴传播艾滋病？

（1）孕前及产前检查：已婚未孕妇女在决定怀孕前可以做艾滋病病毒检

查，以帮助决定是否怀孕。已经怀孕的妇女，在孕期保健时可以做艾滋病病毒检查，以帮助感染了艾滋病病毒的孕妇决定是否采取人工流产终止妊娠，或采用抗艾滋病病毒药物预防母婴传播。

（2）药物预防：感染了艾滋病病毒的孕、产妇在分娩前、分娩时及分娩后合理、适量地使用抗艾滋病病毒药物，可以大大降低艾滋病病毒的母婴传播。不使用抗病毒药物时，艾滋病通过母婴自然传播的概率约为30%。合理、适量地使用抗病毒药物，可以将艾滋病病毒母婴传播的概率降低至7%—10%，甚至更低。

（3）分娩时要采用剖宫产。

（4）人工喂养：艾滋病病毒抗体阳性母亲生产的婴儿，一定要采用人工喂养。研究发现，即使在产前、产后都使用了抗病毒药物阻断，如果采用母乳喂养，其阻断母婴传播的效果仍然不好。

12. 在艾滋病宣传教育中禁忌的做法有哪些？

（1）使用恐吓的宣传方式。因为这种恐吓的方式会让人们产生恐惧心理，但却忽略了艾滋病是可以预防的。恐吓的信息还会使人们因害怕以至于不愿再听下去，并因恐惧而拒绝和歧视感染者和病人。

（2）宣传中作价值观的评价。即戴着有色眼镜看待任何听众，或试图给他们的行为作某种结论。例如，“艾滋病感染者都是行为不端者”“可怜之人必有可恨之处”等语言。

（3）使用不正确的或不清楚的词语。这样往往会造成理解上的误差。例如，讲“始终保持安全性行为”，你的听众会感到困惑。人们并不清楚怎样的性行为才是“安全的”。所以，必须讲得更具体，如“始终保持安全性行为，使用安全套”。

（4）过多使用医学专业词汇。因为大多数接受服务者很难完全明白那些技术性和科学性的词汇的全部含义，如果想要说服其改变行为，就必须使用他们能够理解的语言。

（5）告诉人们如何保护自己的时候，只提一些模糊的原则。例如，提出“防治艾滋病”这个口号，前提是假设人们知道艾滋病是什么，为什么要防治它，以及该怎样防治它。如不存在这一前提，这个口号其实毫无意义，没有提供任何可供实践的或值得思考的信息。

（6）同一时间给出太多的信息。应把信息进行归类，先选择最重要的信息进行宣传，一次灌输太多的信息会使人们难以明白和记住。

（7）提供的信息没有针对性。例如，提供的信息与目标人群的文化水平不相称。

（8）使用目标人群不能理解的图片或标志。例如，使用一些人们厌恶的动物（如蛇或者老鼠）去象征艾滋病，使人们误以为这些动物与感染或传播艾滋病有关。

（9）在没有进行过合适的人际交流前，就使用海报、T恤衫、帽子和纪念品。海报、T恤衫、帽子和纪念品作为大型活动的一部分可能是有效的，但是，这些物品承载的信息往往很少，不能使初始接触者立刻明白其中的完整含义。

（10）提供的信息枯燥乏味。要经常改变信息的内容、传播形式和传播途径。

13. 在艾滋病宣传教育中提倡的做法有哪些?

在艾滋病预防宣传中，以下这些被实践证实是适合的宣传方式和手段，应予以推广和肯定：

（1）以正面宣传方式为主。无论何时，无论针对任何目标人群，正面宣传始终是艾滋病预防宣传的主要方式。

（2）通过有趣的活动（如娱乐表演）把要提供的信息有机地整合在一起。

（3）尽可能动员公众关注的人物去从事艾滋病预防宣传活动。例如，歌手、演员、运动员、学者或其他有影响力的公众人物。

（4）在发现目标人群承认有高危行为和改变高危行为可能会有困难时，应提出实际的替代建议来解决这些困难。

（5）做好备案，提供不止一种的选择，以保证提供的建议和咨询的可行性。例如，宣传安全性行为时，可依据可行和有效的顺序提供避孕套的使用、性行为的忠诚或减少性伴侣等几种选择。

（6）艾滋病的宣传教育中要强调改变行为以后可能带来的好处，以具体实例说话，避免枯燥的理论说教。

（7）强调其他人或部门对被提供服务的目标人群的关心（如他们的家庭、父母、单位，以及一些社会组织）。

（8）设法在很多不同的节日里，结合节日特点进行大范围的宣传，如妇女节、国际劳动节、国际禁毒日、世界艾滋病日等。

14. 什么是行为干预?

“行与干预”，顾名思义就是对行为进行干预，预防或改变某个或某些行为。广义地说，所有可以改变行为的手段都可以称之为行为干预。行为干预的具体措施包括：宣传教育（旨在提高知识和改变观念），技巧培训（旨在促进行为改变），提供行为改变的条件（如针具交换、发放安全套），实施行为改变的政策（如100%使用安全套）及核心人物的言传身教（如同伴教育）等。

15. 对于吸毒者的行为干预策略有哪些?

静脉吸毒感染艾滋病病毒是因为共用未消毒的注射器具，造成感染者血液进入到未感染者体内，从而造成感染。预防静脉吸毒感染艾滋病病毒的方法包括：预防新的吸毒人员滋生；对于已经吸毒成瘾的人帮助其戒毒；改静脉吸毒为非静脉吸毒，如采用美沙酮维持治疗；为吸毒成瘾戒断不成功的注射吸毒者提供清洁针具交换服务，即用消毒过的注射器或尚未使用的一次性注射器，与吸毒者交换其用过的注射器。

另外，吸毒问题与艾滋病的联系还存在其他两方面的问题：第一，女性海洛因滥用人群往往伴随卖淫行为；第二，随着毒品种类层出不穷，当前合成兴奋类毒品成瘾人群日益增多，由于兴奋剂类毒品的特点，这类人群发生群体性乱的可能性较高。因此，针对吸毒者的行为干预还必须包括预防经性接触途径传播的干预策略，尤其是使用安全套的策略。

16. 对于艾滋病病毒感染者的行为干预原则是什么？

（1）保密：采取有效的保密措施，反对歧视；

（2）自愿：在自愿和知情同意的基础上，建立联系和开展随访；

（3）分类指导：根据对象和人群，分类指导；

（4）综合干预：包括医学、社会、心理、精神等多方面的干预。

17. 对于艾滋病病毒感染者干预的主要内容是什么？

艾滋病病毒感染者行为干预是指对已发现的艾滋病病毒感染者开展的各种干预活动的总称，旨在通过为感染者提供医学指导，社会、心理和精神方面的支持，使其树立积极的生活态度，采取正确的预防传播措施，合理利用现有的抗病毒和机会性感染方面的医疗服务，从而达到减少危险行为、防止其继续传播扩散艾滋病、延长感染者本人生命和提高其生活质量的目的。具体内容如下：

（1）行为干预。

行为干预的目的是防止感染者通过性接触、共用注射器吸毒等行为继续扩散艾滋病。因此，应针对感染者的不同特征，采用相应的行为干预策略。对于社区中的吸毒艾滋病感染者，要防止他们经过共用注射器吸毒和性行为两种方式继续传播艾滋病。应努力与其建立联系，结合美沙酮药物维持治疗和清洁针具交换项目，将其纳入已有的干预活动中。可以采用将艾滋病病毒感染者聘为吸毒者同伴宣传员的方法，强化他们的预防意识和责任意识，并防止他们从干预项目中流失。要强化他们的安全性行为观念，并保证供应他们足够的安全套。

对于卖血者中的艾滋病病毒抗体阳性者，要进行耐心的劝导和说服，向其解释清楚，在明知感染的情况下，故意将病毒传播给他人的法律后果。

（2）心理支持。

要运用各种方法从各个方面为艾滋病病毒抗体阳性者提供心理支持。疾病预防控制机构和社会工作机构、疾控医生和社会工作者要开展定期随访，与感染者交流健康状况、生活情况，为感染者提供一定程度的心理安慰和支持。帮助解决和反映感染者生活中遇到的困难和问题，如就业、子女入学、低保等，也是一种有效的途径。虽然帮助反映问题不一定真正能解决问题，但在此过程中感染者感到了支持和力量。

另外，还应充分调动感染者群体的主观能动性。如有可能，可按照自愿组合的原则，把他们组织成互助组，生活上互相帮助，精神上互相支持。同时，还应发挥相关社会团体和非政府组织的作用。

（3）就医指导。

针对不同艾滋病病毒感染者不同阶段出现的健康问题，及时给予就医指导。在感染的早期，感染者可能没有什么明显的艾滋病相关健康问题，这个阶段主要是保持联系，给予精神、心理方面支持。同时，根据感染者的特点，如感染早期的吸毒者的健康问题可能与吸毒行为本身更为直接相关，集中在皮肤、静脉等的感染和化脓，吸毒过量等。可将其介绍到定点传染病医疗单位或综合性定点医院就诊。在感染的中晚期，会出现各种机会性感染，应指导他们定期接受CD4细胞计数检查，一旦符合抗病毒治疗条件，可及时开展抗病毒治疗。抗病毒治疗开始后，应确保其服药依从性。例如，在既往以采供血为主要方式的艾滋病流行地区，广泛采用督导员监督服药的方法。在以共用注射器吸毒为主要方式的艾滋病流行地区，利用美沙酮药物维持治疗门诊作为平台，开展抗病毒治疗，加强对门诊病人服药的监督。

18. 什么是吸毒成瘾者的药物维持治疗?

对吸毒成瘾者的药物维持治疗是指在批准开办戒毒治疗业务的医疗卫生机构中，或者疾控部门举办的美沙酮门诊，选用适合的药物，对吸毒成瘾者进行药物维持治疗，以减轻对毒品的依赖，减少注射毒品引起艾滋病病毒的感染和扩散，减少毒品成瘾引起的疾病、死亡和引发的犯罪。

19. 什么是美沙酮替代疗法?

对于鸦片类毒品依赖者，通过长期限量口服美沙酮，替代海洛因注射，抑制他们对海洛因的渴求和使用海洛因带来的欣快感。同时，通过提供心理治疗、健康和就业咨询等社会支持服务，帮助毒品依赖者提高或恢复他们各自的社会功能。

20. 美沙酮对吸毒者有什么帮助?

服用美沙酮可以有效地控制海洛因的毒瘾24小时左右，在维持治疗中使用恰当的美沙酮剂量，不会使服用者过度镇静和产生快感，服用美沙酮的人可以正常地工作和生活，成为社会的一员。

21. 美沙酮维持治疗的目的和作用是什么?

（1）减少非法药物的使用；

（2）减少共用注射针具；

（3）减少违法犯罪行为；

（4）恢复病人各种功能。

22. 美沙酮药物维持治疗可以在任何一家医院开展吗?

不是，需要由卫健委、公安部、国家药监局联合审批后，才能开展美沙酮药物维持治疗。美沙酮门诊包括咨询处、体检治疗处、资料管理处、服药处。

23. 目前取消美沙酮门诊接受治疗者治疗资格的标准是什么?

（1）无正当理由连续15天及以上不参加治疗者；

（2）不遵守制度、无理取闹、干扰正常工作、不服从医师治疗计划者；

（3）因法律方面的因素不能继续治疗者；

（4）因各种并发症或其他原因无法坚持治疗者。

24. 美沙酮维持治疗可以在家庭中开展吗？

不能，接受美沙酮维持治疗者应每天到门诊接受治疗，在医生的监督下服用美沙酮口服液，并接受门诊定期或不定期的尿液抽样检查，以及定期的血液检查、问卷调查等。

25. 什么是针具交换？

注射毒品者将个人使用过的注射器，通过疾病预防控制机构人员或受过培训的社会工作者、同伴教育者回收、换取新的注射器，以避免因共用注射器造成艾滋病的传播。

26. 什么是安全性行为？

安全性行为是指没有任何体液交换的性行为或没有任何引起疾病危险行为的性活动。性幻想、自己手淫、谈论有关性的问题、在正常皮肤上没有任何性接触的按摩以及正确使用有质量保证的安全套的性交，与没有感染艾滋病的配偶或性伴侣的性行为等都是安全的性行为，不会传播任何疾病。

27. 什么是不安全性行为？

不安全性行为是一个笼统的概念，它是指引起行为人之间体液交换的性行为，与不能确认是否有传染性疾病的对象发生性行为。我们通常所说的不安全性行为包括卖淫嫖娼、无金钱交易的非婚性行为和夫妻中一方已感染艾滋病病毒或性病情况下发生的无保护夫妻性行为。

28. 预防经性接触传播感染艾滋病，应注意哪些行为？

（1）对配偶忠诚，避免婚外性行为；

（2）避免与多个性伴发生性关系；

（3）避免卖淫嫖娼行为；

（4）不与性病患者发生性接触；

（5）进行有保护性交，正确使用安全套。

29. 怎样才是正确使用安全套?

（1）使用前检查安全套质量和有效期；

（2）一次性使用；

（3）性接触开始时就用，捏住小囊排出空气，要戴到阴茎根部，阴茎疲软前退出，捏住开口避免精液流出；

（4）打结后妥善处理；

（5）使用水质润滑剂。

30. 使用安全套的好处有哪些?

使用安全套一般对身体没有什么副作用，除极少数对乳胶过敏的人以外，安全套对绝大多数人都没有任何身体方面的危害。安全套容易得到、使用方便，可以减少对疾病或意外怀孕的担心，最重要的是使用安全套可以预防艾滋病和其他性病传播。

31. 病原体（如病毒）能穿过安全套吗?

实验室检测证明病毒不能穿过安全套。

32. 什么情况下安全套会失去效用?

在性交进行中才使用安全套；未在插入性性行为前戴上安全套；没有用安全套将整个阴茎套住；没有在射精后立刻将阴茎抽出；在抽出阴茎时没有提着安全套的边缘；使用过程中，安全套破裂或滑脱。

33. 安全套是不是万能的？安全套的安全性如何？

安全套只能大幅降低艾滋病感染的风险，安全套预防性病、艾滋病并不是绝对的，洁身自好是最好的预防方法，正确使用安全套是提高安全套安全性的保障。

34. 其他避孕方法可以预防性病、艾滋病吗？

除使用安全套外，还有很多避孕方法（如口服避孕药、注射避孕针、放环等），但是其他的方法都只能避孕，不能预防性病、艾滋病。使用避孕药、放环还可能增加其他感染的危险。只有使用安全套才是同时能避孕、预防性病及艾滋病的有效方法。

35. 怎么确认安全套质量的好坏和有效期？

（1）使用正规生产厂家的产品，不要使用“三无”产品。安全套保存应该避光、隔热。在有效期内保存良好的安全套摸上去应该是柔软的，而且不发黏、不容易撕破。

（2）保存良好的铝箔包装的安全套，从生产日期起，使用有效期一般为三年。有些比较好的产品还可以保证五年有效期，注意看包装说明。

36. 如何预防育龄妇女感染艾滋病病毒？

（1）对普通人群进行艾滋病知识宣传；

（2）进一步加强性传播疾病的管理，积极治疗和预防性传播疾病；

（3）建立安全的供血系统，减少不安全输血；

（4）给予育龄妇女充分的咨询，避免歧视带来的不良影响；

（5）促进安全性行为。

37. 对于艾滋病病毒感染者/艾滋病病人生育的婴儿如何管理？

婴儿应于出生后12个月进行艾滋病病毒抗体检测，结果阴性则排除感染，纳入正常儿童保健，阳性者继续追踪随访，至18个月再次进行艾滋病病毒抗体检测，结果阴性则排除感染，纳入正常儿童保健，结果阳性者应进行确认试验，确认试验为阳性则判定儿童感染，儿童应纳入当地艾滋病综合防治系统继续追踪治疗。

二、艾滋病的检测、咨询及治疗

1. 怀疑自己有可能感染艾滋病病毒应该怎么办？

当怀疑自己可能感染了艾滋病病毒时，如曾经发生过高危行为，输入不安全的血液，与不明健康状况的人发生无保护的性行为等，应结束高危行为，找艾滋病咨询门诊大夫进行咨询，若经评估不能排除感染的危险性，可在自愿的情况下进行艾滋病病毒抗体检测，以便了解自己的感染状况，并采取适当的防护措施。

2. 什么是艾滋病监测？

艾滋病监测，是指连续、系统地收集各类人群中艾滋病（或者艾滋病病毒感染）及其相关因素的分布资料，对这些资料进行综合分析，为有关部门制定预防控制策略和措施提供及时可靠的信息和依据，并对预防控制措施进行效果评价。

3. 什么是哨点监测？

哨点监测是在固定地点、固定时间内连续收集特定人群中艾滋病流行状况及相关信息，以获得该地艾滋病流行趋势，并为艾滋病预防控制及效果评估等提供依据的一种快速、简便、经济的流行病学监测方法。

4. 什么是艾滋病检测?

艾滋病检测，是指采用实验室方法对人体血液、其他体液、组织器官、血液衍生物等进行艾滋病病毒、艾滋病病毒抗体及相关免疫指标检测，包括监测、检验检疫、自愿咨询检测、临床诊断、血液及血液制品筛查工作中的艾滋病检测。

5. 什么是艾滋病病毒抗体检测?

艾滋病病毒抗体检测是确定是否被艾滋病病毒感染的一种科学检测，是通过检测血液中艾滋病病毒抗体而非病毒本身来确认艾滋病病毒存在的方法。该方法稳定可靠，是艾滋病检测的常规方法，但因人体产生抗体需要一定时间，这段时间称为“窗口期”，“窗口期”是不能检出抗体的，因此艾滋病病毒抗体检测存在盲期。

6. 怎样开展艾滋病病毒抗体检测?

进行艾滋病病毒抗体检测，需先进行筛查试验。如果筛查试验阴性，这就意味着没有发现抗体，就认为被检测的人是艾滋病病毒抗体阴性，而不需要做确认试验；如果筛查试验阳性，就必须进行确认。既可以通过印迹试验或线形棉衣测定法（LIA）等检测方法进行确认，以避免任何差错，也可以联合使用酶联免疫吸附实验或简单快速检测确认阳性结果。

7. 什么时候能检测到艾滋病病毒抗体?

一般情况下，感染后三个月，99%以上的感染者艾滋病病毒抗体检测阳性，最短也应在感染后一个月进行抗体检测，否则结果不准确。检测唾液和尿液时，需要更长的时间间隔。

8. “窗口期”能检测出艾滋病病毒抗体吗？

在“窗口期”，艾滋病病毒感染者的血液检测查不到艾滋病病毒抗体，检测结果呈阴性。“窗口期”通常为2周至6周，只有等到“窗口期”过后，血液中才会有足够数量的艾滋病病毒抗体可以检测出来。但不能忽视的是，不同个体对艾滋病病毒的免疫反应不一，抗体出现的时间也不一致，尤其对近期具有高危行为的人，一次实验结果阴性不能轻易排除感染，应隔2—3个月再检查一次。

9. 我国常规的艾滋病病毒抗体检测程序如何？

我国常规艾滋病病毒抗体检测包括初筛试验和确认试验。凡初筛试验结果阳性者必须做确认试验，如确认结果阳性方可诊断为艾滋病病毒感染。无论初筛试验还是确认试验，都必须在具有相应艾滋病病毒抗体检测资格的实验室内进行。

10. 什么是初筛试验？

指在初筛实验室内开展的以初步确定个体是否感染艾滋病病毒为目的的艾滋病检测。初筛试验是选用敏感性高的筛查试剂进行的第一次检测。

11. 如何报告初筛试验结果？

初筛试验结果报告：对呈阴性反应的样品，可由实施检测的实验室出具艾滋病病毒抗体阴性报告；对呈阳性反应的样品，须进行复检，不得直接出具艾滋病病毒抗体阳性报告。

12. 什么是复检试验？

对初筛呈阳性反应的样品用原有试剂和另外一种不同原理或不同厂家的

筛查试剂重复检测。

13. 什么是确认试验？什么地方可以做确认试验？

对初筛检测结果阳性反应或不确定结果的样品用另外的检测方法进行检测。确认试验必须在由国家卫生行政部门认可的艾滋病确认实验室进行确认。

14. 艾滋病病毒抗体检测有何要求？

（1）艾滋病病毒抗体检测工作应按照《全国艾滋病检测技术规范》，在合格的艾滋病检测实验室内进行；

（2）为减少检测的错误和误差，应采取严格的质量保证、质量控制和质量评价措施；

（3）注意实验室生物安全防护和职业暴露预防；

（4）严格遵守实验室标准操作程序（SOP），按照试剂盒说明书操作，注意防止样品间交叉污染。

15. 对艾滋病病毒抗体检测结果如何处理？

（1）初筛阴性（－）进行阴性咨询；

（2）初筛阳性（＋）进行复检；

（3）复检2种试剂检测为阴性（－/－）的，进行阴性咨询，一阴一阳（－/+）或二阳（+/+）的，按疑似阳性咨询，建议进一步进行确认试验；

（4）确认试验为阴性（－）进行阴性咨询，确认试验为阳性（＋）进行阳性咨询。

16. 一般在什么时候能检测到艾滋病病毒抗体？

现在提供的金标试纸条是双抗原夹心法，最短在感染6天之后就可以检测出来，大多数样本的“窗口期”在2—6周内，绝大多数人在感染3个月后都可以检出。

17. 一个人发生高危行为后一般在什么时候可以确定没有感染艾滋病病毒？

如果高危行为过了3个月仍无法检测出艾滋病病毒，基本上没有感染的可能。

18. 不同的感染途径会不会影响“窗口期”的长短？

不论是输血感染、性交感染、哺乳感染或其他形式的感染，也不论感染的病毒量多少，一般都会在“窗口期”后出现抗体阳性反应。除极少特例外，不存在有的特定感染“窗口期”长或短的现象。

19. 艾滋病病毒抗体检测结果为阴性说明什么？

艾滋病病毒抗体检测结果为阴性说明受检者没有感染艾滋病病毒；如确定处于“窗口期”，需要3个月后再次进行病毒抗体检测。

20. 哪些机构可以做艾滋病病毒抗体检测？

各省、自治区、直辖市的疾病控制中心（或卫生防疫站）、国境卫生检疫机构、各级疾病预防控制中心、血站和血液中心、具备艾滋病病毒抗体实验室检测初筛资格的医院，均可从事艾滋病病毒抗体检测，

21. 检测结果不确定有哪些原因？

（1）感染还处于“窗口期”；

（2）艾滋病进展到终末期，抗体水平下降；

（3）存在HIV2型或其他亚型（如O亚型），而所使用的检测试剂无法检测；

（4）其他非病毒蛋白抗体的交叉反应：自身免疫性疾病、某些恶性疾病、怀孕、输血或器官移植等情况下，身体可以产生一些抗体，其反应与HIVP24核心蛋白抗体引起的反应相似。

22. 检测结果不确定什么时候复查?

出现不确定结果，应建议其3个月后复查。

23. 艾滋病病毒抗体确认实验为阳性说明什么?

说明受检者已经感染了艾滋病病毒；受检者是艾滋病病毒感染者或艾滋病病人；具有传染性。

24. 什么是唾液快速检测技术（唾液试剂包装盒）?

艾滋病唾液快速检测试剂是艾滋病的初筛工具，可以自己完成。具体方法：用一根扁平的棉棒，像平时刷牙一样，在口腔内上下牙龈来回涂抹，棉棒上沾满了唾液，约10秒钟后，把棉棒放入稀释液内重复按压几次，然后取出一张纸条，把标有箭头的一方插入含有唾液的稀释液内。静放15分钟后，试剂开始发生变化，慢慢上升到对照区，形成一条清晰可见的红线，这个结果说明“没有被感染”。如果检测条呈现两条红线，则说明可能感染了艾滋病病毒。

艾滋病唾液快速检测仅是一种便捷的抗体检测初筛方法，结果不完全准确，如需确诊，还需要到疾控部门去做专业的血液检测。

25. 唾液检测的原理是什么?

通过唾液检测艾滋病病毒感染情况，并不表明唾液可以传播艾滋病，因为检测的是病毒抗体而不是病毒本身。艾滋病是由人类免疫缺陷病毒引起的免疫功能低下致死性的传染病。人感染艾滋病病毒数周后就会逐渐出现特异性抗体，感染者除血液外，泪液、尿液、唾液、精液及阴道分泌物中均可检测到艾滋病病毒抗体。

目前，我国现有的各种艾滋病诊断试剂都是采用血液标本，需要进行侵袭性采样，难以满足人群监测的需求。利用人体的唾液标本、尿液标本进行艾滋病病毒抗体的快速检测，结合常规血液标本检测，已成为我国以及全球艾滋病检测的发展趋势。通过唾液检测艾滋病病毒抗体，可适用于儿童、肥胖者、静脉萎缩者等不宜静脉采血的人群，也便于医疗条件有限、采血困难的边远地区以及大规模人群初筛使用。而且采集时不会对被检测者造成针刺损伤，不容易发生职业暴露，降低了被检测者和医护人员受感染的风险。

26. 婴儿如何进行艾滋病病毒检测?

婴儿从母体得到的艾滋病病毒抗体可在体内存在18个月，这些抗体不能用于艾滋病病毒感染诊断，小于18个月的婴儿可以用多种不同的非抗体依赖性的检测方法进行艾滋病病毒感染诊断。

27. 婴儿艾滋病病毒检测的方法有哪些?

婴儿艾滋病病毒检测包括HIVP24抗原检测、病毒分离培养、RNA或DNA测定。

28. 什么是艾滋病病毒抗体实名检测?

艾滋病病毒抗体实名检测，是指受检者在接受艾滋病病毒抗体检测时，向提供检测服务的部门和机构提供受检者身份证明及联系电话、家庭住址等个人相关信息，以方便医务人员为其提供后续的咨询、随访、治疗和关怀等服务。

29. 接受艾滋病病毒抗体检测必须要实名检测吗？

目前，我国大部分地区医疗卫生机构在做艾滋病病毒抗体初筛检测时采用实名检测。例如，医院术前体检、献血前血检、征兵体检、羁押人员体检及部分疾控部门在开展艾滋病病毒抗体初筛检测时均采用实名检测，这些检测占全国每年初筛检测人数的80%以上。

30. 艾滋病病毒抗体初筛实名检测对受检者有哪些好处？

在受检者接受艾滋病病毒抗体初筛实名检测后，无论检测结果如何，工作人员都能够及时联系到受检者本人。对于艾滋病病毒抗体初筛检测阴性者，工作人员能及时告知受检者准确的检测结果，并能提供相应的宣传、咨询服务；对于艾滋病病毒抗体初筛检测阳性者，工作人员能够按照程序迅速联系到受检者本人并及时提供后续的确认检测及相应的服务，以便使感染者接受医务人员提供的专业咨询与专业指导或治疗，有利于感染者或病人控制机会性感染，延长生命，提高生活质量，而且还可以避免病毒在家庭内传播，保护其家人。

31. 接受艾滋病病毒抗体实名检测会不会导致受检者个人信息被泄露？

在实际操作过程中，受检者的个人信息和艾滋病病毒抗体检测结果只限于承担检测工作的医务人员知晓，医务人员依法对受检者的个人信息及检测结果承担保密义务。无论是实名检测还是匿名检测，受检者的隐私权都依法受到法律保护。任何人公开受检者感染艾滋病病毒信息的行为均属于违法，应依法受到追究。因此，不必担心接受实名检测会导致个人信息被泄露。

32. 什么是艾滋病咨询？

艾滋病咨询是求询者和咨询员之间在保密情况下的谈话，目的是使求询者能够应付艾滋病病毒感染带来的紧张压力，能做出自己个人的决定。咨询过程包括对个人感染危险的评价，并帮助其实施预防行为。

33. 艾滋病咨询的主要内容是什么?

（1）预防性咨询——重点在信息传播、教育预防和行为干预；

（2）支持性咨询——重点在心理情感支持方面；

（3）艾滋病病毒检测前后咨询——重点围绕艾滋病病毒检测讨论；

（4）危机咨询——重点在处理艾滋病引起的心理危机问题上；

（5）临终咨询——重点讨论临终问题，给予心理情感支持。

34. 什么是艾滋病自愿咨询检测?

艾滋病自愿咨询检测（VCT）是指人们在经过咨询后，能够对艾滋病病毒检测做出明智选择的过程。

（1）必须是求询者自己的选择；

（2）整个过程必须是保密的。

35. 对开展艾滋病自愿咨询检测的机构有哪些要求?

对开展艾滋病自愿咨询检测的机构有以下要求：

（1）开展艾滋病自愿咨询检测的医疗机构必须是县级以上地方人民政府卫生主管部门指定的；

（2）开展艾滋病自愿咨询检测必须遵守国务院卫生主管部门会同国务院其他部门制定的艾滋病自愿咨询和检测办法；

（3）为自愿接受艾滋病咨询检测的人员提供的咨询服务和初筛检测必须是免费的。

36. 艾滋病自愿咨询检测包括哪些内容?

艾滋病自愿咨询检测主要包括艾滋病病毒检测前咨询，艾滋病病毒检测后咨询，治疗关怀等转介服务咨询。

37. 艾滋病咨询的主要形式有哪些?

（1）面对面的个别咨询；

（2）小组咨询；

（3）电话咨询。

38. 艾滋病自愿咨询检测的原则是什么?

（1）自愿和知情同意；

（2）尊重；

（3）保密；

（4）不评判；

（5）启发与自我决策；

（6）坚持职业关系；

（7）无伤害和受益。

39. 艾滋病自愿咨询检测如何组织管理?

当地卫生行政部门负责组织、协调和管理VCT工作，并承担当地VCT年度实施计划、艾滋病病毒检测免费试剂分配计划、VCT物品采购计划等的审批及承担免费检测和免费治疗任务的VCT点的审批工作，各地疾病预防控制、临床医疗、妇幼保健、血站等符合资质的卫生机构可承担VCT工作。

40. 艾滋病自愿咨询检测的咨询员要求的基本素质是哪些?

（1）心理健康；

（2）能平等待人，尊重求询者，不歧视他人；

（3）有较强的责任心；

（4）能耐心倾听求询者的诉说，善于与他人交流与沟通；

（5）能为求询者保密。

41. 艾滋病病毒感染者和艾滋病病人家属转介服务点有哪些?

（1）疾病预防控制机构性病艾滋病科、性病专科诊所、妇幼保健或母婴预防保健门诊、正规医院临床门诊、心理咨询门诊、计划生育服务机构；

（2）安全套购买和免费提供点；

（3）当地外展服务项目点；

（4）社工机构；

（5）当地社会援助和救济机构。

42. 警察感染艾滋病病毒转介服务点有哪些?

（1）疾病预防控制机构的性病艾滋病科、专科医院；

（2）心理咨询门诊；

（3）职业暴露的预防和治疗信息机构。

43. 哪些人需要做艾滋病自愿咨询检测?

凡有过艾滋病病毒感染高危行为的人均需要做自愿咨询检测。

44. 如何应对艾滋病病毒感染?

目前，还没有能完全治愈艾滋病病毒感染或艾滋病的特效药物，但是抗病毒联合用药，可降低血液中病毒量，提高人体免疫力，从而延缓发病或减轻症状，延长生命。

若在日常工作中，皮肤黏膜意外暴露接触感染了艾滋病病毒的血液、体液或艾滋病病毒污染性材料、器具等情况下感染的可能性很低，国外报道单次事件发生艾滋病病毒感染的概率为0.09%—0.3%，如及时使用一些药物作为暴露后的预防措施，则可使感染的危险性降低80%—90%。因此，建议有艾滋病病毒感染风险者应及时到医院咨询、检查和治疗。

45. 如何正确就医?

（1）到正规的医院，特别是技术力量较强、设备齐全的公立医院皮肤性病科接受正规检查及正确系统治疗；

（2）去传染病专科医院；

（3）接受性病艾滋病专业执业医师的正规治疗；

（4）不使用无批号的“国外进口”“祖传秘方”及“高效、特效”等药物；

（5）不要迷信MDI（多酶体显微镜）及PCR（聚合酶链式反应）等所谓“高精尖技术”；

（6）不要被虚假性病广告所迷惑；

（7）警惕医托的蒙骗。

46. 什么是艾滋病病毒感染与艾滋病的治疗?

无症状的艾滋病病毒感染/获得性免疫缺陷综合征，是由于艾滋病病毒侵犯了人体免疫系统导致免疫功能严重低下，从而发生各种机会性感染和机会性肿瘤。针对它的治疗，包括以下五个方面：一是抗病毒治疗，也就是我们常说的鸡尾酒疗法；二是针对机会性感染和肿瘤的治疗；三是机会性感染的预防；四是免疫调节治疗；五是营养和支持治疗。

47. 抗逆转录病毒治疗的目标是什么?

抗病毒治疗的目标包括:

(1)病毒学目标:最大限度地降低病毒载量,将其维持在不可检测水平的时间越长越好;

(2)免疫学目标:获得免疫功能重建和(或)维持免疫功能;

(3)终极目标:延长生命并提高生存质量。

48. 抗逆转录病毒治疗是否真的有效?

从艾滋病抗病毒治疗的发展情况看,合理的用药组合确实可以将患者血浆中的病毒颗粒抑制到检测不到的水平,还可以使被艾滋病病毒破坏的人类免疫功能获得恢复或部分恢复。但随着用药时间的延长,包括患者本人用药时间的延长以及接受抗病毒治疗人群的不断扩大,这种抗病毒治疗的成功率也会降低,所以抗逆转录病毒治疗的效果是相对的。

49. 什么是鸡尾酒疗法?

鸡尾酒疗法是高效抗逆转录病毒治疗(HAART)的通俗说法,是由几种作用于病毒复制不同阶段的药物合理而有效地联合而成,具有强大的抗病毒作用,可以使HIV-RNA在血浆中达到检测不出的水平。

现有的药物有四类:核苷类逆转录酶抑制剂(NRTI)、非核苷类逆转录酶抑制剂(NNRTI)、蛋白酶抑制剂(PI)、融合酶抑制剂(fusioninhibitors)。

50. 艾滋病病人可以到哪儿治疗?

病毒感染者和病人抗病毒治疗到县级以上抗病毒治疗定点医院,机会性感染、其他疾病的治疗可到各级专门医疗卫生机构,医疗卫生机构不得推诿和拒绝。

51. 哪些人需要抗病毒治疗?

符合抗病毒治疗条件的、又没有抗病毒治疗禁忌证的人群都可以进行抗病毒治疗。所谓禁忌证是相对的，如患者有活动性结核，就需要将结核控制或者患者能够耐受抗结核药物后再开始抗病毒治疗；如果患者有严重的机会性感染，最好也要等感染控制后再开始抗病毒治疗；如果患者有严重的肝脏、肾脏以及心脏功能障碍，最好要等以上脏器功能改善后再决定抗病毒治疗。

52. 什么时候开始和结束抗病毒治疗?

（1）目前，根据国际上的研究结果，提倡早发现、早治疗，CD4+T淋巴细胞低于约500个/ul，就可开始提前抗病毒治疗。

（2）原则上不可以结束治疗，需终身服药，除非发生严重的毒副作用或治疗失败。患者不可以自行停药，需在有经验的临床医生指导下决定是否结束治疗或更换其他抗病毒治疗方案。

53. 什么是规范化抗病毒治疗?

全程（终身）、足量（严格遵照医生的医嘱，不能漏服）、组合合理的高效抗逆转录病毒治疗，定期监测药物的毒副作用，并且严格掌握药物疗效的监测方法，包括临床疗效的判断标准、免疫学判断标准和病毒学判断标准。

54. 抗病毒治疗中需要注意的问题有哪些?

（1）治疗开始要做好患者的思想工作，一起探讨治疗的利弊，以获得患者最大限度的理解，从而达到治疗的最佳效果，因为患者依从性的好坏是影响疗效的最重要因素；

（2）要知道每种药物服用的时间以及与食物的关系；

（3）一定要了解所用药物的毒副作用，并且在治疗过程中注意对药物毒副作用的监测，一旦出现相应的毒副作用能作出正确的处理；

（4）要知道治疗的效果受哪些因素的影响，以便尽量避免不利的因素出现；

（5）要知道判断疗效的方法，包括临床成功的标准。

由于实验室的特异性检查，即使当地不能进行检测，也应该知道上述事项，并建议患者到具备检测条件的医院进行必要的检测，以监测患者病情的变化。

55. 影响艾滋病治疗效果的因素有哪些?

影响因素主要包括以下几个方面：

（1）依从性差，也就是患者不能根据医生的要求正确服药；

（2）药物的毒性大；

（3）药代动力学也就是药物的生物学利用度低，不能达到有效的血药浓度；

（4）不合理的用药组合；

（5）用药时间的延长（随着治疗时间的延长，治疗效果会降低）；

（6）服用的药物方案复杂，包括药物受到食物、饮水和时间的限制，服用的药量多、服药的次数多等。

除此之外，患者生活方式不稳定、伴随有其他疾病、患者对医生的不信任感等原因也会间接影响其疗效。

56. 治疗有效的标志是什么?

国际上通用的是以病毒载量和CD4＋T淋巴细胞的检测为标准。治疗后理想的效果是血浆中HIV-RNA的水平4周内应下降l个LOG以上，4—6个月内病毒载量降至血浆中检测不到的水平（病毒载量小于50拷贝/毫升）；CD4＋T淋巴细胞计数应逐渐上升。

57. 艾滋病病毒的灭活方法有哪些?

（1）加热消毒：①高压蒸气消毒。121℃，保持15分钟；②干燥空气烘箱消毒（干热消毒），140℃，保持3小时；③煮沸保证器械的各个部分都达到100℃，并保持10—30分钟。

（2）化学方法：①环氧乙烷气体消毒4—16小时（随不同的物体而异）。②用戊二醛溶液消毒5分钟；③用次氯酸钠接触被消毒物体至少30分钟。④单独应用70%酒精或与其他消毒剂（如洗必泰）合用。

此外，被污染的物体表面，如工作台、地面、墙壁，应使用浸渍10000PPm（1%）次氯酸钠溶液或２%戊二醛溶液的擦布擦洗。

58. 如何获得艾滋病抗病毒治疗?

确诊为艾滋病病毒抗体阳性的（初筛阳性不算），具有本市户口的，符合抗病毒治疗临床标准的艾滋病病人及感染者，持有效证件（身份证、户口簿）均可以获得免费抗病毒治疗。

对于符合免费抗病毒治疗的艾滋病病人，须为其提供免费抗病毒治疗药品，并根据病人实际情况免费提供定期的CD4细胞计数检测（2次/年）和必要的艾滋病病毒载量检测（1次/年）。超出免费服务内容的治疗以及检测费用，参加了基本医疗保险或享受公费医疗的人员，按医疗保险或公费医疗有关规定执行，其他人员费用自理。

第七部分

艾滋病反歧视

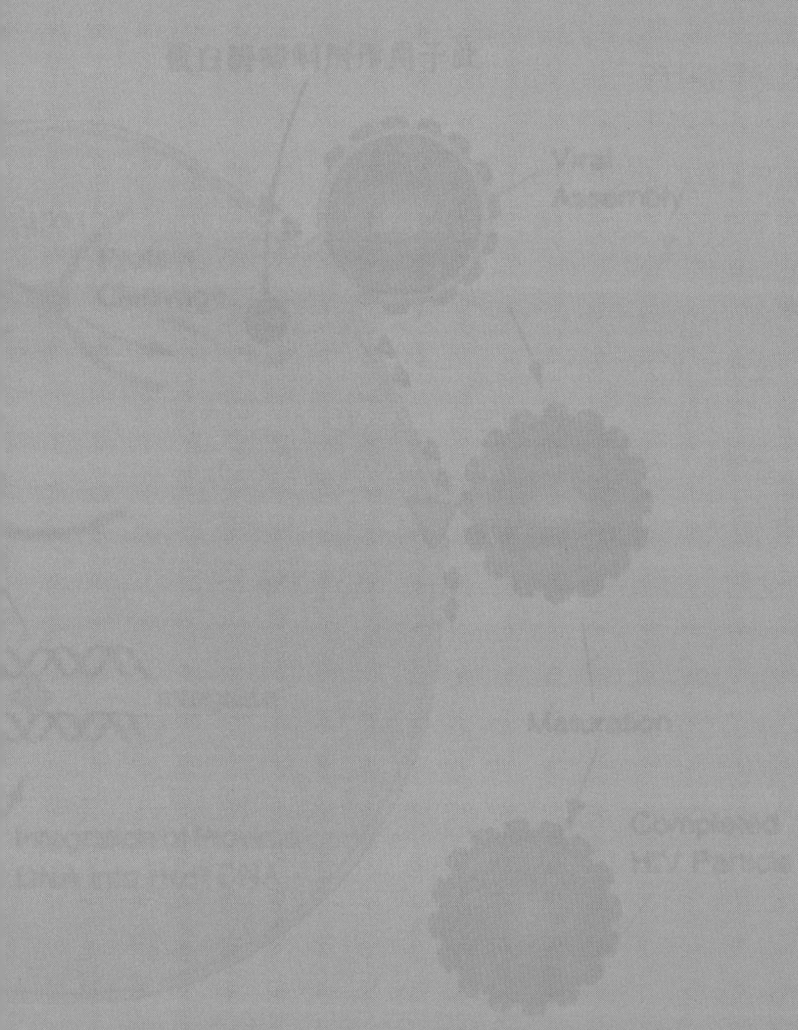

一、对艾滋病感染者的歧视及其危害

1. 为什么要重视艾滋病的反歧视工作？

由于艾滋病是一种传染性疾病，至今没有疫苗预防，也没有药物可完全治愈，且可通过性接触传播、注射吸毒传播，易使健康人群习惯性地将患者与不良道德行为挂钩。艾滋病歧视是一个复杂而亟待解决的社会问题。歧视不仅根源于艾滋病本身的生物学特性，更重要的是与复杂的社会、文化、政治意识形态等因素联系在一起。艾滋病歧视受民族文化、信仰和观念等因素的影响，同时也与政府政策、媒体宣传等因素有千丝万缕的联系。我们只有深入分析艾滋病歧视的形成机制，剖析引起歧视的社会与文化因素，才能找到减少或消除歧视的有效方法，营造一个防治艾滋病病毒与关爱艾滋病病毒感染者的良好环境。

2. 什么是艾滋病污名化？

污名（stigma），这个词的起源一直可以追溯到古希腊，当时的统治者在社会最底层的人们身上做上标记，以表明他们社会身份低下。1963年，美国社会学家Goffman将污名定义为个体获得的非社会赞许的“受损身份”。污名化指目标对象由于其所拥有的“受损身份”而在社会其他人眼中逐渐丧失其社会信誉和社会价值，并因此遭受到排斥性社会回应的过程。社会排斥体现在对于公民资格社会权利的否认，如经济排斥、政治排斥、社会关系排斥、文化排斥、福利制度排斥等。

一般都将艾滋病污名理解为歧视。因为无论是艾滋病污名还是其他的疾病污名（如麻风病、肺结核、精神病、肥胖症等），都是由疾病自身所具有的生理特性所引起的。正是由于艾滋病潜伏期较长、无法治愈等生理特性，才使艾滋病感染者及病人遭受到社会的歧视，同时因为艾滋病流行早期主要涉及同性恋人群、卖淫人群及吸毒人群，因此在公众眼里，认为得艾滋病的就是这些人，而“同性恋、吸毒、性乱”等行为在我们的传统文化中被认为是不道德的行为，受到主流社会的排斥，因此艾滋病被抹上了强烈的道德色彩，形成了艾滋病污名。除此之外，公众对公共卫生资源不足的恐惧、性别偏见等因素也可能加重了人们对艾滋病的歧视。

3. 我国艾滋病歧视的形成和演化过程是怎样的?

“歧视”是一种行为。联合国艾滋病规划署将艾滋病歧视定义为根据某人确认或可疑的艾滋病病毒血清学或健康状态，在同样的情况下给予的不公平的区分对待。与歧视密切相关的概念还有偏见和污名。社会心理学中的偏见是指仅凭某些人属于某种可分辨群体就对该群体成员产生的敌视或负面态度。污名是一种带有强烈情感的偏见和给他人贴上一个不好的标签。歧视则是偏见和污名的主要后果之一，它是一个建立在偏见和污名基础上，在一定的社会、经济和政治力量作用下形成的行为。

歧视不是一夜之间形成的，而是有一个产生、演化直到最后消亡的历史过程。我国艾滋病的歧视现象既有一般歧视的共性，又带有强烈文化和时代印记。我国艾滋病歧视产生和演化过程大致概括为下面几个方面：第一，艾滋病刚在国外出现时，我国政府和媒体开始警戒并向公众宣传；第二，对艾滋病传染力和危害性的片面认知，使人们将艾滋病与恐怖和死亡联系起来；第三，对艾滋病传播途径的片面认知，使人们将艾滋病与不道德行为联系起来；第四，艾滋病疫情在我国的出现和发展，“验证”了人们的预言；第五，艾滋病感染者和患者被划分为另类“他们”；第六，在主流社会力量的影响下，艾滋病感染者和患者实际社会地位下降，受到公众歧视；第七，公众对艾滋病感染者的歧视与艾滋病感染者的报复形成恶性循环；第八，在多种力量的作用下，歧视受到挑战，但仍然得以巩固甚至强化；第九，人们内在的心理弱点使得歧视在短期内难以被改变和消除；第十，歧视被一部分人认为是合理的。

4. 什么是艾滋病病毒感染者的社会歧视？

歧视（discrimination）有广义和狭义之分。广义上的歧视，是在中性意义上所使用的，是指“有区别地对待”。狭义上的歧视，也就是消极意义上的“歧视”，一般是指“不平等地看待”。

社会心理学认为，歧视与偏见是紧密联系在一起的，偏见是形成歧视的条件，歧视是因对某个体或所属团体存在偏见而引起的不公平、不合理的行为方式。歧视的一方相对于被歧视的一方在某个或某些方面处于强势地位，具备了将歧视性情感付诸行动的社会资本，并将歧视情感转化为歧视行为表现出来。

我国艾滋病病毒感染者受到的歧视主要是指社会健康人群以观念、氛围、场域、行为方式等对艾滋病病毒感染者进行疏远、隔离和排斥，对其生存与发展的社会空间进行限制。艾滋病病毒感染者受到的非正式歧视主要表现为歧视性的语言、歧视性的态度、不平等的求学机会、不平等的工作机会、歧视性的医疗服务等。艾滋病病毒感染者受到社会决策者、管理者和普通人群的歧视，各种正当权益受到侵害，被排斥在社会之外。这种歧视甚至扩散到艾滋病病毒感染者及其家属、子女以及照料过艾滋病病毒感染者的医护人员、艾滋病专家等同艾滋病病毒感染者打过交道的人。

5. 艾滋病病毒感染者社会歧视引发的社会后果主要有哪些？

（1）歧视损害了社会公正。对艾滋病病毒感染者的歧视行为极大地损害了我国社会的公正环境，艾滋病病毒感染者的歧视损害了艾滋病病毒感染者作为社会成员应有的平等、自由的基本权利，损害了艾滋病病毒感染者作为人的基本尊严，剥夺了艾滋病病毒感染者的机会资源，限制了艾滋病病毒感染者的发展。

【案例】

小李以第一名的成绩进入某公司，一个月之后，公司准备让其转正，但在例行体检的过程中小李被检测出艾滋病，随后公司通知他回家养病，不再签订劳动合同。事后，经过小李的主动沟通，公司同意其在家完成任务后通过网络传给同事，不用去公司上班。最后，公司给他结算3000元之后，再未给他安排工作任务。

（2）歧视导致艾滋病病毒感染者隐匿，加剧了病毒的传播。对艾滋病病毒感染者的歧视现象，损害了艾滋病病毒感染者的尊严和人格，给艾滋病病毒感染者带来极大的精神压力。歧视加剧了艾滋病病毒的传播，造成了艾滋病病毒感染者“被驱逐——隐匿——扩大感染”的恶性循环状况。健康人群对艾滋病病毒感染者的歧视、谴责、驱逐的行为，不但不能使人类逃离艾滋病病毒的传播范围，相反会由于巨大的社会压力迫使艾滋病病毒感染者隐匿在健康人群中，进一步加大艾滋病传播的风险。

【资料】

我儿子今天结婚，媳妇是外地的，已经怀孕一个多月了，所以赶着回来把事给办了。现在儿媳妇还不知道我是艾滋病患者，不要紧，他们结了婚还会出去打工的，现在能瞒着就瞒着，往后怎么样走一步看一步吧。

——艾滋病患者

（3）歧视导致少数艾滋病病毒感染者报复社会，成为社会不稳定的因素。歧视破坏了艾滋病病毒感染者的生存、发展环境，使其一直处于一种感觉被剥夺的状态，造成了他们对社会的不信任，甚至出现反社会的情绪。歧视的存在，使得艾滋病病毒感染者与健康人群之间出现疏远、隔离甚至对立，这就有可能导致艾滋病病毒感染者自暴自弃，报复社会。

【资料】

Dary的职业是一名理发师，生活在英国的爱丁堡，今年26岁，是一位同性恋者。2015年4月，他被确诊处在“HIV感染者”的阶段，医生当即开始让他服用抗逆转录病毒药物，目前的医疗技术在病情的初始时期有效抑制病毒在患者体内复制。与此同时，如果严格按照医嘱进行治疗，艾滋病病毒携带者可以像正常人一样生活、工作，甚至继续生存几十年，能被控制成为一种慢性病而不是一种致死的疾病……本来可以控制好自己的病情，但是Dary做了一个可怕的决定，他停止了用药让HIV病毒在体内不受控制，悄悄离开了自己久居的家乡。来到了布莱顿，开展他可怕的“传染病毒大计”。

他先在一款同性恋交友约会手机软件上去认识感兴趣的人，在视频和聊天骗取对方好感后，他会主动提出到对方家，与他发生性关系。接着向受害者提出自己不习惯戴套，如果遇到了保护意识特别强的受害者提出反对，Dary会拿出提前准备好的已经被扎破的安全套，再装模作样地“戴套上阵”……这个深思熟虑的报复计划，几乎让受害者避无可避。

Dary在明知自己携带有艾滋病病毒的前提下与数名受害者发生性关系，企图把病毒传染给他们。目前，10名已知受害人的HIV检测结果均呈阳性。

根据英国的法律，他会被指控造成严重的人身伤害，并面临终身监禁。

（4）艾滋孤儿成为社会发展的隐患。艾滋病病毒感染者的遗孤，被称为“艾滋孤儿”。目前艾滋孤儿已经引起了国际社会的广泛关注。在一些艾滋病流行比较严重的地区，已经出现病人死亡遗留下大批孤儿的局面。艾滋孤儿面临着失学、营养和医疗保健水平下降，以及无人照料和教养的威胁。由于在歧视的环境中成长，给艾滋孤儿的身心健康造成极大损害，极易成为社会稳定和发展的隐患。

【资料】

我学习成绩不好，爸妈都得病（艾滋病）走了，没人管我，我也学不进去，学习成绩一直上不去。人们对我们这些孩子负面说法比较多，也看不起我们，我就是再努力也改变不了情况，还是顺其自然吧。

——一个艾滋孤儿

【资料】

我平时都在家里，不怎么跟村里的同学玩，是他们先不跟我玩的，我知道他们是怕我得了那病（艾滋病）。当初我爸妈检查出那病后，我也去检查了，我没病。但是他们还是很害怕似的。

——一个艾滋孤儿

6. 艾滋病病毒感染者社会歧视的根源有哪些？

（1）观念的影响。艾滋病常常被认为是一种性病，被披上道德、伦理的色彩，被赋予道德层面的内容、被耻辱化，因此，人们常常给艾滋病病毒感染者贴上“性乱”“不检点”“罪有应得”的标签而加以歧视。

（2）排斥与歧视。健康人群常常将艾滋病病毒感染者、吸毒者、卖淫者等联系起来，并对他们产生排斥和歧视。实际上，艾滋病病毒感染者首先是公民，其次是病人，社会应赋予他们与正常公民同等的生存、工作和获得福利的权利，应从人道主义的立场给予他们更多的照顾与关爱。

（3）对艾滋病认识不足。人们对艾滋病认识的不足导致了恐惧、对立与歧视。特别是人们只知道艾滋病无法完全治愈，却不完全清楚其传染性和预防传染的方法，从而产生了对艾滋病病毒感染者深度的恐惧。恐惧导致对立，对立导致歧视，加之某些媒体对艾滋病危害的夸大渲染和不正确的报道，艾滋病被妖魔化，加重了人们的恐惧和焦虑，导致了歧视的加剧。

【案例】白领患“艾滋”遭辞退，反歧视起诉维权

阿华（化名）从某市中级人民法院走出来，“我赢了！”

这件事，阿华先后经历过劳动仲裁、一审判决，背着“艾滋病患者”的标签，阿华发觉，现实比想象的还残酷。大好前途断送在一纸诊断书上，用人单位将他拒于大门外，委屈又无力。

“体检不合格。”电话里，公司的领导这么给阿华说着，“还需要复查一次。”阿华很疑惑，身体一向不错的他，没觉得哪里出了偏差，他隐约感觉到一丝恐惧……

阿华等来了医院的复查通知。复查结果出来后领导告知：“工资照发，你需要回家好好养病。”

“‘离岗休息’是违法行为，你们无权这么做。”不会吵架的阿华抗争着。

“被离职”的阿华，与公司屡次谈判未果，他加入了感染者的互助组织，企图寻求他们的建议和帮助。

距离劳动仲裁已经过去了10个月，阿华接到了人民法院的一审判决，法院虽然支持了他们“艾滋病感染者不应被隔离治疗”的诉求，但却认定单位要求阿华“离岗休息，工资福利照发”属于“企业内部管理事项”，以没有侵害劳动者权利为由，判决阿华败诉。

随后，阿华上诉，中级人民法院合议庭终于把“足额发放工资报酬本身不构成歧视，但因阿华感染艾滋病病毒而不让其正常工作构成歧视。艾滋病本身并不可怕，可怕的是对艾滋病的无知和偏见，以及对艾滋病患者的歧视。”这句话写进了判决书中。

7. 什么是艾滋病就业歧视?

就业歧视，是指艾滋病病毒感染者和艾滋病患者在求职或工作过程中发生的被歧视行为。例如，招聘时和就业期间强制检测，在招聘表格或面试中询问艾滋病病毒感染情况或生活方式，缺乏对个人隐私的保护，以感染艾滋病为由将雇员解雇或改变其工作，因艾滋病感染状况而进行限制（如升职、培训或员工福利），拒绝雇用，迫使辞职等。

8. 对艾滋病病毒感染者和病人歧视的危害有哪些？

艾滋病病毒感染者身心都遭受着巨大的痛苦和折磨。若再受到歧视，他们可能从自卑、绝望到愤怒、报复，成为危害社会的隐患。关爱是一服良药，能鼓励不幸者面对疾病，面对现在和未来，鼓起生活的勇气。关爱、理解和沟通可能使艾滋病病毒感染者与医护人员合作，积极接受治疗。这既有利于提高艾滋病病毒感染者的生存质量、延长生命，又可遏止艾滋病的传播与蔓延。因此，关心、帮助艾滋病病毒感染者是防御与控制艾滋病的重要方面。帮助他们也就是帮助我们自己远离艾滋病。

歧视会带来的严重后果包括：

（1）使感染者过度焦虑、紧张和抑郁；

（2）丧失自尊心和感到悲观绝望；

（3）使人处于孤立状态，容易去做伤害他人的事；

（4）预防和治疗工作难以开展；

（5）导致艾滋病感染者和患者及家庭的人权遭到侵犯。

二、艾滋病的反歧视及关爱措施

1. 什么是 艾滋病“零歧视”日？

为了推动全球艾滋病反歧视倡导工作，联合国艾滋病规划署确定将每年的3月1日定为世界艾滋病“零歧视”日。“零歧视”日的主题标志为蝴蝶，象征着蜕变、重生、美丽和自由，也代表每个人对艾滋病患者及艾滋病病毒携带者的关爱与祝福。

2. 我国艾滋病防治的“四免一关怀”政策包括哪些内容？

（1）四免。“四免一关怀”中的“四免”分别是：农村居民和城镇未参加基本医疗保险等医疗保障制度的经济困难人员中的艾滋病病人，可到当地卫生部门指定的传染病医院或设有传染病区（科）的综合医院服用免费的抗病毒药物，接受抗病毒治疗；所有自愿接受艾滋病咨询和病毒检测的人员，都可在各级疾病预防控制中心和各级卫生行政部门指定的医疗等机构，得到免费咨询和艾滋病病毒抗体初筛检测；对已感染艾滋病病毒的孕妇，由当地承担艾滋病抗病毒治疗任务的医院提供健康咨询、产前指导和分娩服务，及时免费提供母婴阻断药物和婴儿检测试剂；地方各级人民政府要通过多种途径筹集经费，开展艾滋病遗孤的心理康复，为其提供免费义务教育。

（2）一关怀。“一关怀”指的是国家对艾滋病病毒感染者和患者提供救治关怀，各级政府将经济困难的艾滋病患者及其家属，纳入政府补助范围，按有关社会救济政策的规定给予生活补助；扶助有生产能力的艾滋病病毒感染者和患者从事力所能及的生产活动，增加其收入。

3. 消除歧视对艾滋病防治的开展有何重要意义？

艾滋病病毒在人体内有一定时间的潜伏期，在发展成艾滋病病人以前，从外表看与正常人无异，他们可以没有任何症状地生活和工作很多年。对艾滋病病毒感染者的歧视，会使艾滋病病毒感染者更加隐蔽，增加被发现的难度，将会大大影响艾滋病防治工作的开展。

艾滋病由于其传染性、不可治愈性以及与一系列备受道德谴责的行为联系紧密，如果公众对艾滋病没有正确认知，则会导致产生厌恶、恐惧、躲避心理，从而引起社会的广泛歧视。由于人们对艾滋病相关知识的缺乏，艾滋病病毒感染者的身份一旦暴露，他们就要承担来自社会、同事、亲人朋友以及自身心理的巨大的压力，还包括个人对社会期望的认知，个体的本能促使他们会尽力掩盖被感染的事实。这给艾滋病预防控制及治疗带来了巨大的影响。

【拓展】一位艾滋病患者的真实故事

今年40岁的易达（化名），被确诊为艾滋病病人后，他的生活彻底被改变——事业没有了，家庭散了，人也一度失去生存的欲望。在忍受了极大的心理折磨和孤独感之后，他毅然决定离开家乡，来到陌生的东莞开始新的生活。

“东莞社会比较开放，我的艾滋病病人互助俱乐部就决定从这里开始。”他组建的艾滋病病人俱乐部属于自发性的社会志愿者团体，纯粹是病友间互相鼓励、互相帮助的群体性交流团体。

患病让他失去了方向。2005年某日，广州体检医院打电话告诉他，其血液呈阳性，“怀疑患上艾滋病”。

从此，他的生意停了，事业没了，朋友也没了，换来的是歧视的眼光和数着日子走向生命尽头，为了躲开一切歧视的眼光，他离开广州搬往深圳，最后辗转来到东莞。

更可怕的是，当易达带着妻子和刚刚出生几个月的孩子去验血时，两人都同时感染上了，原本幸福的三口之家，一下子变成了艾滋病之家。

记者：得病后，平时主要干什么事情？

易达：生意失败后，我和妻子只能上网，并认识了深圳一些患有相同病的网友，我们便搬到那个陌生的地方，不定时跟大家聚会。

记者：最害怕什么？

易达：每年的12月1日是艾滋病日，这一年，所有电视报纸都在宣传这个，但也同时提醒我们，生命只有10年的限期，而今又向前走了一步。

记者：未来有什么打算？

易达：我来东莞的目的，就是想组建一个艾滋病病友互助俱乐部，这是我唯一觉得可以摆脱孤独、避免歧视的事情。我们可以举办联谊会，交流治病的经验、健身、户外运动、参加义工活动。

记者手记：

帮助他们也是我们的责任

对于一个心灵正在十字路口上挣扎的艾滋病病人，记者觉得有必要尽自己的能力去帮助他这个三口皆患上艾滋病的不幸家庭。

约见易达是在东莞老干部活动中心的一个凉亭，未见面时，他叫记者一定要戴口罩，见面时他也戴着口罩自始至终没有摘下来。

说到“筹建互助团队”，他的脸上隐隐约约可以见到笑容，时而站起来手舞足蹈，他认为“这是我唯一感到有意义的事情”。

4. 有哪些对艾滋病病毒感染者和艾滋病病人的就业保障政策?

国际劳工组织重视艾滋病病毒感染者和艾滋病病人的就业权益和就业歧视问题，多次与我国政府相关部门协商，明确提出要反就业歧视。国际劳工组织2001年通过了《关于艾滋病与劳动世界的实践准则》，其目的之一在于"消除对艾滋病病毒感染者的歧视和偏见"；2010年通过了《关于艾滋病与劳动世界的建议书》，成为第一个有关艾滋病问题的国际劳工标准，加强了反就业歧视准则的实施力度和影响。

我国政府也在不断加强反就业歧视的制度建设。2005年8月，第十届全国人民代表大会常务委员会批准了国际劳工组织核心公约之一的《1958年消除就业和职业歧视公约》；2006年1月，国务院常务会议通过了《艾滋病防治条例》，并于2019年3月2日根据《国务院关于修改部分行政法规的决定》修订，提出"艾滋病病毒感染者和病人的就业合法权益受法律保护"。自2008年1月1日起实施，2015年修正的《就业促进法》规定："劳动者就业，不因民族、种族、性别、宗教信仰等不同而受歧视。"因此，我国在面对艾滋病相关的就业歧视方面，既有对国际社会的承诺，需要不断营造反歧视的社会环境，也有着法律法规的要求，需要解决不断出现的艾滋病病毒感染者和病人就业歧视的具体问题。

【拓展】国内首例艾滋病就业歧视案胜诉的启示

新华网北京2016年5月13日电，4月25日，贵州省黎平县人民法院对李成（化名）艾滋病就业歧视案做出判决，黎平县教育和科技局被判支付李成9800元经济补偿。多位法律人士证实，这是国内首例成功获得法院胜诉判决的艾滋病就业歧视案。

对于判决结果，李成非常不满，虽然名义上胜诉了，但是工作还是丢了，实质上是败诉了。赢了"面子"输了"里子"，为何艾滋病感染者维权这般尴尬?

【李成案的意义】

2010年，艾滋病感染者就业歧视案当事人小吴，被安徽当地法院驳回全部诉讼请求。同年10月，因艾滋病检测呈现阳性而在教师招聘中被拒的小军通过代理律师向四川当地法院递交了诉状，但一审二审均败诉。2011年，小海因体检HIV呈阳性而被取消正式教师的录取资格。黔南州中级人民法院认为案件不属于人民法院的管辖范围，不予受理小海的诉讼，并未出具不受理通知……

据公开报道粗略统计，在李成案之前，全国至少有5起艾滋病就业歧视案件，均无胜诉。

哥伦比亚大学法学院访问学者于方强等多位法律界人士表示，此前的5个案例中，最佳的结果也只是当事人通过庭外调解拿到了赔偿款。

正如李成说的那样，官司赢了，可是工作还是丢了。赔偿拿到了，歧视却还留在不少人的心中。

《传染病防治法》第16条指出，国家和社会应当关心、帮助传染病病人、病原携带者和疑似传染病病人，使其得到及时救治。任何单位和个人不得歧视传染病病人、病原携带者和疑似传染病病人。我国的《艾滋病管理条例》也规定，艾滋病病毒感染者和艾滋病病人及其配偶、子女的就业、就学、就医和参加社会活动等权利受法律保护。任何单位和个人不得歧视艾滋病病毒感染者、艾滋病病人及其配偶和子女……尽管多部法律都规定不得歧视艾滋病感染者，但现有法律仍然有漏洞存在。

如今，李成案虽已获胜诉，但存在法律漏洞亟待填补。只有这样，才能减少“赢了官司，丢了工作”的无奈再次上演。

5. 艾滋病反歧视工作进展缓慢的原因是什么？

（1）在宣传教育上，艾滋病治疗效果趋好方面的信息传递缺位，宣传教育内容的服务性和指导性亟待加强；

（2）对艾滋病的认识以及知行脱节、害怕感染的过度防护心理；

（3）社会大众观念认知的转变需要有个过程；

（4）法律、政策的转变是一个渐进的过程；

（5）社会支持体系虽已初步建立，但社会整体支持性环境建构需要全社会付出长期艰苦的努力。

6. 如何推进艾滋病的反歧视工作?

（1）在艾滋病的宣传教育中增加艾滋病治疗效果趋好方面的内容，增强宣传教育的服务性和指导性。社会对艾滋病的歧视的一个重要根源在于人们对艾滋病的过度恐惧。因此，反对艾滋病歧视，首先应该减少和消除人们对艾滋病的恐惧。为此，在宣传教育中突出艾滋病治疗效果方面的内容，增强宣传教育内容的服务性和指导性，让人们了解艾滋病治疗效果趋好，患者通过抗病毒治疗可以获得长期而有质量的生存，并能享受一系列优惠政策等。只有让人们知道艾滋病的治疗效果，对艾滋病的恐惧感才会减轻，社会对艾滋病的歧视才能从根本上消除。

（2）多措并举，减少和消除医疗歧视。在医疗领域反对艾滋病歧视，首先要对医务人员加强艾滋病知识和职业暴露预防方面的培训和教育，消除他们的恐惧和偏见，为艾滋病患者提供良好的医疗服务。其次，要切实落实、适当提高医务工作者的待遇，解除他们的后顾之忧。最后，还必须加强监督，通过建立歧视投诉热线、对推诿艾滋病患者就医的医疗机构和医务人员实施处罚等方式，切实减少和消除医疗工作中的歧视。

（3）在认真落实国家艾滋病防治方面好的政策的同时，努力消除政策歧视。国家在艾滋病问题方面的法律和政策往往引领和决定着社会对艾滋病态度的方向。因此，政府在贯彻落实已有的法律政策的同时，需要通过有利于进一步减少和消除艾滋病歧视的法律、政策的制定实施，保障艾滋病患者的应有权益。为此，一方面，要对现行法律法规中对艾滋病患者的歧视性规定进行梳理，废止歧视性的法律与政策条款。另一方面，要在法律上对艾滋病歧视予以明确界定，对艾滋病患者的合法限制与歧视予以明确区分；同时，提供就业等方面歧视的法律救助途径，对遭受歧视的艾滋病患者提供有效的法律援助。

（4）加强对艾滋病患者的教育和人文关怀，消除艾滋病患者的自我歧视和报复心理。艾滋病患者的自我歧视和报复心理也是艾滋病反歧视和艾滋病防控的一大难题。人们在得知自己感染了艾滋病后，往往会发生不同程度的心理变化，很多人甚至会感到震惊羞愧、孤独恐惧，甚至有自残自弃等倾向。同时，一些艾滋病患者由于受到社会歧视，导致心理失衡，进而产生报复社会的极端心理。为此，一方面，必须加强对艾滋病患者的健康教育和心理教育，使他们消除孤独恐惧、自残自弃等不良情绪，重新找回对生活的勇气和信心；另一方面，艾滋病患者能否获得正常的治疗和生活，这对于消除他们的自我歧视和报复心理至关重要。因此，必须根据人道主义的要求，使艾滋病患者不仅享有作为普通公民的基本权利，而且要根据他们的特殊处境，使他们得到社会更多的理解、尊重以及特殊的伦理关怀。

（5）培育公众的同情和互助意识，营造社会支持环境。要高度重视社会不同群体之间关系紧张的情况。例如，针对艾滋病的互相防范、歧视排斥等社会心理。一方面，要引导人们同情、关爱受艾滋病影响的群体，为他们提供应有的支持和关怀；另一方面，要引导受艾滋病影响的群体积极接受社会的支持与帮助，自觉履行艾滋病防控义务，从而消除社会不同群体之间的不和谐因素，为艾滋病反歧视营造一个同情互助的社会环境和氛围。

【拓展】

清华大学国际传播研究中心主任李希光教授说，有些媒体不但对艾滋病病人妖魔化，而且也把艾滋病病人娱乐化、工具化。表面上看是在关爱，其实是在娱乐他们，靠他们吸引眼球。这种关爱是一种“伪关爱”。

中国性病艾滋病防治协会法律政策工作委员会主任、清华大学当代中国研究中心教授李循说：“在艾滋病的反歧视方面，关键不在于是不是知晓，而在于你最基本的态度：对生命，对他人的态度，对疾病的态度。是不是认可这样的理念：最宝贵的是生命，哪怕是边缘人、你不喜欢的人，他们的生命与我们的生命一样宝贵。涉及他人时，能不能做到不伤害对方?”

7. 消除艾滋病相关歧视对于我国的艾滋病防治工作具有什么意义？

第一，消除歧视有利于艾滋病的防治工作，因为它可以使更多易感者参与检测，了解自己的状况，可以减少其高危行为，减少艾滋病病毒传播的危险，同时使政府的财政、医疗卫生、疾病预防和控制部门更好地掌握艾滋病的疫情和特点，更好地分配防治艾滋病资源。第二，有利于对艾滋病病毒感染者和艾滋病患者进行治疗和关爱。第三，具有重要的政治和社会伦理意义，有利于构建一个稳定和谐的社会环境。

8. 怎样营造科学、良好的防治艾滋病的社会文化环境？

营造科学、良好的防治艾滋病的社会文化环境，首先需要加强政策方面的引导。一个好的政策会积极地引导公民的行为和思想，所以，在制定艾滋病防治政策时，一定要更多地从艾滋病患者本身出发，切实考虑他们的需要。其次要及时更新传播和教育的内容，逐步增加对艾滋病患者人文关怀的内容和报道，尊重患者人格，树立平等对待艾滋病患者的社会文化观念。

【拓展】

2010年12月1日，与影片《最爱》套拍的纪录片《在一起》在北京外国语大学举行首映活动，并于当晚启动17座城市的特别放映活动，纪录片主创及《最爱》主要演员参加，以实际行动呼吁社会反对歧视艾滋病感染者。

纪录片《在一起》拍摄的是影片《最爱》中的艾滋病患者的经历。导演这样描述艰难的找人经历："因为害怕受到歧视，大多数感染者都不愿意对着镜头公开自己的身份。我先是通过网络结识他们，但回到现实生活中，一提到出镜，他们便谢绝了。我也曾经觉得这个片子没法拍了，不过通过这个过程，我更加坚定了要拍这部纪录片的决心。"据悉，在《最爱》拍摄过程中，先后有6位艾滋病感染者在电影中出演角色或担任普通工作人员。

影片放映结束后，片中几位艾滋病感染者登台与大家见面。他们说得最多的那句"谢谢你们没有歧视我"，让全场观众自发站起来鼓掌。演员们也亲手为艾滋病患者擦干眼泪。

与《在一起》套拍的电影《最爱》，讲述了一个艾滋病题材的爱情故事。演员在拍摄过程中和感染者接触是最多的。在被问及有没有过担心时，演员说："当然不会有顾虑！在拍摄中，大家就是演员和工作人员。"纪录片中，有位12岁的小男孩，因母婴传播而感染了艾滋病，他捂着绞痛的肚子摔倒在地放声大哭的情景，让所有人难过心痛。演员们拍戏时经常与小男孩一起吃饭，帮他擦泪。有的演员表示："我相信很多人在不了解的情况下，会觉得感染者绝对不能碰，但是我觉得他们很需要我们的关怀。"有的演员回忆自己的小侄女有一次在片场和小男孩一起打电动、捉蛐蛐的情景，十分难忘："我觉得这才是孩子应该有的童年，真的希望全社会可以像我们这个剧组一样，包容接纳受艾滋病影响的人群，大家可以互亲互爱。"

9. 艾滋病反歧视的法律政策有哪些变化？

从总体上看，国家在艾滋病防治法律政策上日益科学人道，政策歧视进一步减少，初步形成了应有的社会支持体系。例如，从全国范围看，以《艾滋病防治条例》为代表的一系列艾滋病防治方面的法律和政策的制定实施，为艾滋病反歧视提供了现实的法律依据和政策保障。从地方的情况看（以云南省为例），云南省在艾滋病防治政策措施设计方面取得了一系列重要突破，很多方面走在了全国的前列，如云南省在艾滋病防治实践中陆续实施的美沙酮药物维持治疗、清洁针具交换、旅馆和娱乐服务场所安全套摆放、目标人群同伴教育等政策措施，充分反映出云南省在艾滋病防控中反歧视的政策取向。同时，云南省还实施了艾滋病患者最低生活保障、生活救助以及在就业、子女教育等方面的支持政策，艾滋病社会支持体系初步形成，为在全社会形成反对艾滋病歧视的良好氛围付出了重要努力。